U0587714

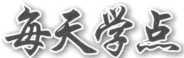

MEITIANXUEDIANZHONGYIZHENJIU

中医针灸

主编 / 杨佃会

中国医药科技出版社

内 容 提 要

　　本书共分 10 周的学习内容，第 1 周初识经络，主要介绍神秘的经络系统组成，第 2 周奇效腧穴，重点介绍腧穴的基本知识。第 3～4 周主要介绍十四经腧穴的定位和主治病证。第 5 周刺灸操作技术，重点介绍了针灸常用的毫针刺法、耳针、刮痧、三棱针、皮肤针、穴位贴敷和穴位注射疗法。第 6 周头面躯体痛证的针灸治疗。第 7 周神经、精神系统病证的针灸治疗。第 8 周消化系统病证的针灸治疗。第 9 周妇儿科病证的针灸治疗。第 10 周五官科病证的针灸治疗。

　　本书内容丰富、图文并茂、通俗易懂，是广大针灸爱好者的良师益友，对学习和掌握针灸起到一定的指导作用。

图书在版编目（CIP）数据

每天学点中医针灸／杨佃会主编 . —北京：中国医药科技出版社，2014.1
（每天学点中医丛书）
ISBN 978－7－5067－6352－3

Ⅰ . ①每…　　Ⅱ . ①杨…　　Ⅲ . ①针灸疗法　　Ⅳ . ①R245

中国版本图书馆 CIP 数据核字（2013）第 205932 号

美术编辑　　陈君杞
版式设计　　郭小平

出版　　中国医药科技出版社
地址　　北京市海淀区文慧园北路甲 22 号
邮编　　100082
电话　　发行：010－62227427　　邮购：010－62236938
网址　　www. cmstp. com
规格　　710×1020mm ¹⁄₁₆
印张　　13¾
字数　　211 千字
版次　　2014 年 1 月第 1 版
印次　　2018 年 10 月第 2 次印刷
印刷　　三河市航远印刷有限公司
经销　　全国各地新华书店
书号　　ISBN 978－7－5067－6352－3
定价　　29.80 元

本社图书如存在印装质量问题请与本社联系调换

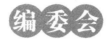

总　序
TOTAL ORDER

　　近年来，中国社会发展的步伐稳健而踏实，各方面所取得的巨大成就令世界瞩目。科学技术迅猛发展，全民经济收入不断提高，令公众对健康保健越来越重视，对中医药的健康需求也越来越多。见诸于报刊杂志、广播电视中的养生保健宣教或科普书籍应运而生，如火如荼，空前繁荣。然而，受到各方面的局限，或对中医学缺乏全面的认识，或在认识的层面上有所偏差，一些栏目与书籍或显得阳春白雪过于专业而清高，或失于严谨而肆意发挥难传真谛，或因对象不明而自云其事令言辞晦涩难懂，或因夸大其词者而令人侧目存疑。由此使得广大民众无所适从，或难解其义，或人云亦云，甚至上当受骗。如何适应广大民众养生保健的需要，为之提供既有专业知识，又通俗易懂的中医药科普读物，成为一种急迫的社会需求。

　　如今随着科技的发展，信息交流的加快，东西方文化的碰撞与相互影响越来越大，中国传统文化遗产的保护越来越受到国家政府的重视。中医学，是中华民族独有的医学体系，是我们祖先在漫长的生活实践中与自然界不懈斗争的实践经验的积累，是古代劳动人民适应自然、利用自然、趋利避害的知识与智慧的结晶，是立足于华夏大地的一门本土创新的学问。她为中华民族的繁衍昌盛做出了巨大贡献，并为世界医学的发展发挥了极其重要的作用，可以说没有中医学，就没有中华民族的今天。

　　中医学知识浩如烟海、博大精深，毛泽东曾经说过："中国医药学是一个伟大的宝库，应当努力发掘，加以提高。"一个学科的生存与发展离不开知识的传承，而知识的传承，仅专业人员的努力是远远不够的，必须要有广大民众的参与。中医学是来源于人民大众的"民间医学"，是与广大民众密不可分的"草根文化",中医学之与民众,犹如鱼与水,草根与土壤,因此中医知识的传播离不开广大民众的参与,更要依靠科学普及的力量,做到"继承不泥古,发扬不离宗",于是这套《每天学点中医丛书》便应运而生。

缘分使然。去年春天一个偶然的机会,我有幸得遇中国医药科技出版社的编辑,一番交谈,一拍即合,心中虽不成熟的想法却得到了出版社有关领导的鼎力支持。为适应当前广大民众学习中医药知识,扩展视野,充实自我,并为养生保健等切身需求有直接的帮助,决定编写出版此套丛书。其初衷要求以通俗的语言讲解中医学理法方药等实用知识,力求从简单入手,每天学习一点,积少成多,通过一定时间达到系统学习进而掌握中医学基本知识的目的,并做到学以致用,为全面了解中医药学的大体框架,指导养生保健与应用中药、方剂、针灸、推拿等打下一定的基础。经过多番思考与交流,我们最终决定本丛书定名为《每天学点中医丛书》。

为保证丛书编写的顺利进行,我与中华中医药学会首席健康科普专家刘更生教授多次商讨研究,集思广益,最终组成了丛书的委员会人员,拟定了丛书编写大纲与编写体例,提出了以高起点、高标准完成编写任务,并力争将其打造成中医药文化普及与传播的精品。分别聘请了山东中医药大学从事中医药相关学科教学与研究的专家学者,分别担当《中医基础》、《实用中药》、《实用方剂》、《中医诊断》、《中医脉诊》、《中医食疗》、《中医进补》、《中医历史》等各分册主编,为加强丛书的实用性与可行性,更有意聘请了附属医院内科、外科、针灸、推拿等一线的科室主任或临床专家分别出任《中医辨证》、《中医舌诊》、《中医美容》、《中医针灸》、《中医推拿》、《中医艾灸》、《中医拔罐》等分册主编,他们或为已功成名就的教授学者,或为享誉中外的临床名家,共同满怀着对中医药学的热爱,不计得失而奉献付出,将经验或精华浓缩为一本本图书奉献给大家。

人们常说"讲课能够被人听懂的老师,才是真正的好老师。"为此,本套丛书的编写原则拟定为:运用通俗易懂语言,讲述中医药专业理论;结合医案故事等实际,帮助记忆相关知识;联系例举临床验案,解读中医实用技能……。在撰写的过程中,有关人员多次碰头交流心得体会,数次修改编写大纲,深入研讨并彼此学习参考各分册样稿,最后决定本书的编写计划。经过全体编著者一年多的不懈努力,《每天学点中医丛书》一套15本才得以呈现在读者面前。

本丛书以中医药专业基础层次的学生或研究生、中医药爱好者以及以养生保健为目的的社会民众为主要对象。丛书以系统性与普及性相结合,专业性与实用性相结合为特点。对于喜欢中医药学的从业者或爱好者,可以学到中医学基础知识、中医诊断、中药方剂,以及临床各科针灸、推拿等专业知识,还可以学到常用的灸疗、拔罐、皮肤美容、食疗、进补等实用技术和养生保健知识;对于中医的初学者,则能从中深化对中医药理论以及舌诊、脉诊、辨证等知识的深入理解,以拓宽思路、开阔视野,更好地为中医临床服务。"春华秋实,根深叶茂",相信通过大家的学习,我们能够达到预期的目的。

目标高远而落实有期。囿于水平有限、经验不足,见于分册中则或见中医术语的应用、语言文字的表达、临床医案的例举、生活典故的运用等,难免有不足或欠妥之处。诸如此类,有待改进的地方颇多,在此诚心恳请大家在阅读之中,及时记录并反馈给我们,以利于进一步完善提高。

张庆祥
癸巳年季冬于泉城济南

前言
PREFACE

俗话说"针灸拔罐子，病好一半子"。针灸是中医学中的独具特色的疗法之一，是在中医基础理论指导下，研究经络腧穴、刺灸方法，并探讨运用针灸治疗疾病的一门学科。由于其治疗疾病的历史悠久，具有适应证广、方法简单、疗效显著、经济安全的四大优点，在民间有着广泛的群众基础。目前已经成功申报为世界文化遗产。为适应普通读者学习中医针灸知识、开展养生保健的需求，中国医药科技出版社组织出版了《每天学点中医丛书》，其中《每天学点中医针灸》分册，力求用通俗的语言讲解中医针灸学的基本理论和针灸临床应用等相关知识，希望通过每天学一点，然后积少成多，集腋成裘，初步了解、掌握针灸学基本知识和技能，并做到学以致用，为指导养生保健打下一定的基础。

为了便于读者更好地学习、掌握针灸治疗技术，本书在编写过程中采用循序渐进的方式，共分为10周的学习内容。第1周初识经络，主要介绍神秘的经络系统组成，包括十二经脉、十二经别、十二经筋、十二皮部、奇经八脉和十五络脉。第2周奇效腧穴，重点介绍腧穴的基本知识，包括腧穴的定义、分类、命名、主治特点和规律，特定穴及腧穴的定取方法。第3～4周主要介绍十四经腧穴的定位和主治病证。第5周刺灸操作技术，重点介绍针灸常用的毫针刺法、耳针、刮痧、三棱针、皮肤针、穴位贴敷和穴位注射疗法（灸法和拔罐加有分册，这里不再重复）。第6周头面躯体痛证，如头痛、面痛、落枕、漏肩风、腰痛、肘劳、痹证的针灸治疗。第7周神经、精神系统病证，如中风、痿证、面瘫、痴呆、痫病、不寐、郁证的针灸治疗。第8周消化系统病证，如胃痛、呕吐、呃逆、泄泻、腹痛、痢疾、便秘的针灸治疗。第9周妇儿科病证，如月经不调、痛经、绝经前后诸症、缺乳、小儿遗尿、积食、小儿脑瘫的针灸治疗。第10周五官科病证，如目赤肿痛、眼睑瞤动、近视、耳聋耳鸣、鼻渊、牙痛、咽喉肿痛的针灸治疗。

本书内容丰富、图文并茂、操作方法简单、实用性强，是广大针灸爱好者的良师益友，由于时间紧迫，编写中难免有错漏之处，敬请广大读者指正。

编 者
2014年1月

目录
CONTENTS

第4周 十四经腧穴（下）

第5周 刺法操作技术

第6周 头面躯体痛证

第7周 神经、精神系统病证

初识经络

经络是学习针灸的一个重要概念，也是必须要建立的一种思维方式。经络是看不见也摸不着的，其实质目前还没有彻底解释清楚，但经过大量医学家的研究证实，循经感传现象是客观存在的。那么什么是循经感传呢？简单地说就是当用毫针或其他方法刺激穴位时，从被刺穴位开始出现的循古人所说的经脉路线扩散的感觉传导现象，这种现象有的像水流，有的像蚂蚁爬行，既可以按压阻滞，也可以"接力"，就是从停下的地方通过针刺可能传至更远的地方。

经络是人体内运行气血的通道，有经脉和络脉之分。经络好比公路，顺着公路可以到达任何一个地方，也就是说气血可以沿着经脉到达任何脏腑组织器官，以维持其正常的生理功能。

经和络是有区别的。经是比较大的主干，分布在体内，深不可见，可以比喻成高速公路、省道。而络脉是分支，网络分布在体表，浅而可见，乡间公路就是络脉。经脉又包括十二经脉、奇经八脉，以及附属于十二经脉的十二经别、十二经筋、十二皮部。络脉则有十五络脉、浮络和孙络。

经脉与络脉构成一个循环不息的整体，对人体的内外、表里、上下、左右各方面都起着主要的联系作用，它内属于脏腑，外络于肢节（包括五官七窍、四肢百骸），网络全身，运行气血周流全身各部，使人体各部的功能活动得以保持协调和相对平衡。人体的脏腑与体表、肢节之间所存在的密切关系都是通过经络来联系沟通的。这也就是治外就能治内的道理之所在了。

第1天
神秘的经络系统

一提到经络，人们自然会联想到针灸铜人模型身上一条条纵向分布的竖线，感觉很神秘。那经络到底是什么呢？尽管目前还没有真正解释清楚经络的实质是什么，也就是说经络在人体内还没有找到解剖实质性的结构，就象我们解剖看到的血管、神经、肌肉、淋巴等，经络看不见也摸不着，那怎样才能认识经络？经过大量医学家的研究证实，循经感传现象在人体上是客观存在的。什么是循经感传呢？简单地说就是当用毫针或其他方法刺激穴位时，从被刺穴位开始出现的循古人所说的经脉路线扩散的感觉传导现象，这种现象有的象水流，有的象蚂蚁爬行，既可以按压阻滞，也可以"接力"，就是从停下的地方通过针刺可能传达更远的地方。这种循经感传不是神经感传，西医用神经学的理论是不能解释清楚的。在这里可以打个比喻，大家就会更明白了。以前我们用的电话是有线电话，得用线路连接起来，而现在用的手机，你是看不到线路的，照样能够接听和拨打电话，那是无线波在发挥作用，你也是看不见摸不着。经络是针灸学的一个重要概念，也是必须要建立的一种思维方式。为什么这么说呢？如果是学习针灸，不谈经络，无异于盲人过河，寸步难行。中医学认为，人体内存在着看不见的庞大的网络系统——经络系统。经络在人体内纵横交错，就像个信息高速公路一样，无时无刻传递着机体的信号。由于人体的经络系统向内联系五脏六腑，向外沟通四肢孔窍，将人体表里内外连接在一起，这也正是中医整体观的体现。

接下来，我们就介绍经络的概念。经络是人体内运行气血的通道，有经脉和络脉之分。经络好比公路，顺着公路可以到达任何一个地方，也就是说气血则是沿着经脉到达任何脏腑组织器官，以维持其正常的生理功能。如果气血供应不足，就会出现脏腑的功能减退或丧失。如眼睛缺血可能会出现视力下降、头部缺血就会出现头晕一样。

经和络是有区别的。经是比较大的主干，分布在体内，深不可见，可以比喻成高速公路、省道。而络脉是分支，网络分布在体表，浅而可见，乡间公路就是络脉。

经脉又包括十二经脉、奇经八脉、以及附属于十二经脉的十二经别、十二经筋、十二皮部。络脉则有十五络脉、浮络和孙络。

　　经脉与络脉构成一循环不息的整体，对人体的内外、表里、上下、左右各方面都起着主要的联系作用，它内属于脏腑，外络于肢节（包括五官七窍、四肢百骸），网络全身，运行气血周流全身各部，使人体各部的功能活动得以保持协调和相对平衡。人体的脏腑与体表、肢节之间所存在的密切关系都是通过经络来联系沟通的。这也就是治外就能治内的道理之所在了。

　　下面就经络系统的组成——来学习。

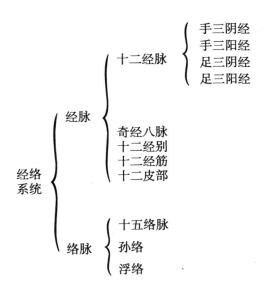

十二经脉

一、十二经脉的名称

十二经脉的命名是遵循一定法则的，就象有些人的名字是有一定道理一样。首先人有手足之分，所以十二经脉也就有了手经、足经之分，第二中医是讲究阴阳的，所以就有了阳经和阴经之分，阳经分为阳明、太阳、少阳三类，阴经分为太阴、少阴、厥阴三类。这样就分别有了手三阳、手三阴、足三阳和足三阴共计十二条经脉。另外人有五脏六腑，不同的经脉分属于不同的脏腑，阳经联系的是腑，阴经联系的脏，这种关系是一一对应的，绝不能乱联系。因此遵照上述方法，关于十二经的名称分别是：手阳明大肠经、手太阳小肠经、手少阳三焦经、手太阴肺经、手少阴心经、手厥阴心包经，足阳明胃经、足太阳膀胱经、足少阳胆经、足太阴脾经、足少阴肾经和足厥阴肝经。

二、十二经脉的分布

十二经脉在人体的分布是有规律的。在头面、躯体来说，阳经多分布在头面、后背，阴经分布在胸腹，因为中医认为背属阳，腹属阴。在四肢因为上下肢的关系首先分成了手经、足经，手经是分布在上肢，足经则分布在下肢。不论手经还是足经，阳经是分布上、下肢的外面，阴经则分布在上、下肢的内面。用一句好记的话来说，就是"阳明在前、少阳在中，太阳在后；太阴在前、厥阴在中、少阴在后"，也说是手、足阳明经分布在上、下肢外侧的前面，手、足手少阳经分布在上、下肢外侧的中间，手、足太阳经分布在上、下肢外侧的后面；手、足太阴经分布在上、下肢内侧的前面，手、足厥阴经分布在上、下肢内侧的中间，手、足少阴分布在上、下肢内侧的后面。但有一个特别，就是足三阴经在内踝上8寸以下其分布规律是是厥阴在前，太阴在中，少阴在后。如图1、图2、图3。

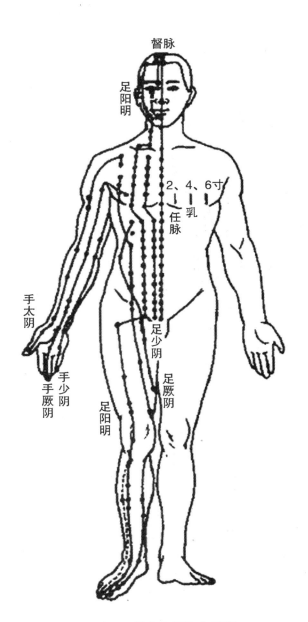

图1　十二经脉分布规律（正面）

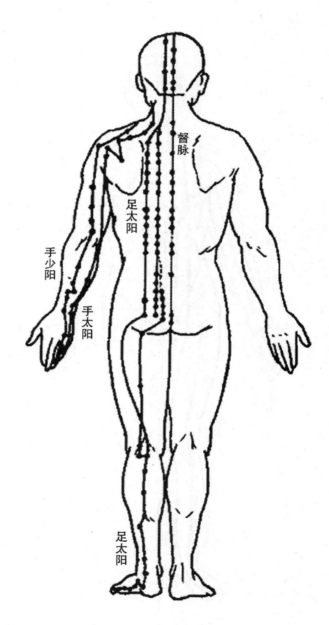

图2　十二经脉分布规律（背面）

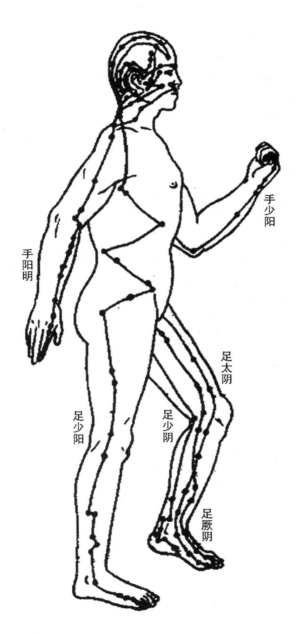

手少阳

手阳明

足太阴

足少阳

足少阴

足厥阴

图3 十二经脉分布规律(侧面)

三、十二经脉的循行走向

公路的通行是双向的，而经络的循行走向则是单向的，这种单向顺行有一定的规律，其规律就是下面这样：手三阴经（手太阴、手少阴、手厥阴）的循行走向均是从胸部开始走向手指末端，手三阳经（手阳明、手太阳、手少阳）的循行走向均是从手指末端走向头面部，足三阳经（足阳明、足太阳、足少阳）的循行走向均是从头面部走向足趾末端，足三阴（足太阴、足少阴、足厥阴）的循行走向均是从足趾末端走向胸、腹部。概括起来就是：手之三阴，从脏走手，手之三阳，向手走头，足之三阳，从头走足，足之三阴，从足走胸腹。

四、十二经脉的气血循环流注

前面讲过经络是人体内运行气血的通道，气血在经络系统内的运行是按固定的路径、固定的顺序，这种气血运行方式在中医学中称气血循环流注。气血循环流注是首先从手太阴肺经开始，然后逐经相传，依次传递的顺序是：手阳明大肠经、足阳明胃经、足太阴脾经、手少阴心经、手太阳小肠经、足太阳膀胱经、足少阴肾经、手厥阴心包经、手少阳三焦经、足少阳胆经、足厥阴肝经，完成一个循环后再由肝经复传于肺经，流注不已，周而复始，如环无端的循环传注系统。如下图所示：

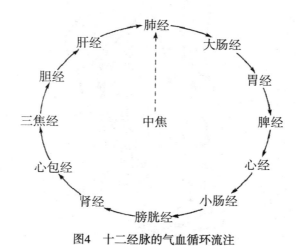

图4 十二经脉的气血循环流注

气血循环流注歌诀：肺大胃脾心小肠，膀肾包焦胆肝藏。

第3天

十二经别

十二经别是附属十二经脉的分支，是十二正经别行深入体腔的支脉。也就是说除了上面讲过的十二经脉与脏腑有直接联系外，十二经别也与体内脏腑有密切联系。十二经别多从四肢肘膝关节附近的正经别出（叫离），经过躯干深入体腔与相关的脏腑联系（叫入），再浅出于体表上行头项部（叫出），在头项部，阳经经别合于本经的经脉：

手阳明经别：在肩上部肩髃穴处分出，从第七颈椎处进入体腔，下行到达大肠，归属于肺脏，向上沿喉咙，浅出于缺盆部，脉气仍归流入手阳明本经。

手太阳经别：在肩关节部从手太阳经分出，向下行入于腋窝部，走向心脏，连系小肠。

手少阳经别：在头部从手少阳经分出，向下进入缺盆，经过上中下三焦，散布于胸中。

足阳明经别：在大腿前面从足阳明经分出，进入腹腔之内，属于胃腑，散布到脾脏，向上通连心脏，沿着食道浅出于口腔，上达于鼻根和眼眶下部，回过来联系到眼后与脑相连的组织（目系），脉气仍会合于足阳明经。

足太阳经别：在腘窝部从足太阳经脉分出，其中一条在骶骨下五寸处别行进入肛门，向里属于膀胱，散布联络肾脏，沿着脊柱两旁的肌肉，到心脏部进入散布在心脏内，直行的一条，循脊部两旁的肌肉处继续上行，浅出项部，仍归入于足太阳本经。

足少阳经别：从足少阳胆经分出，绕过大腿前侧进入外阴部，同足厥阴经的经别会合，分支进入浮肋之间，沿着胸腔里，归属于胆，散布到肝脏，上贯心中，挟着食道，浅出于下颌中间，散布在面部，联系眼球后通入颅腔，当外眦部与足少阳经脉会合。

以上是阳经的经别，而阴经不走头面部，出来后该如何走向？这里阴经经别就合于其相表里的阳经经脉（叫合），中医叫"六合"，说六阴经的经脉循行本来不上头，等其经别从头项部出来后，就合于其相表里的阳经。

手太阴经别：从太阴经分出，进入腋下渊腋的部位，行于手少阴经别之前，进入走向肺部，散到大肠，向上浅出于缺盆部，沿着喉咙，由此再合入于手阳明经脉。

手少阴经别：分出后进入腋下渊腋穴处两筋之间，归属于心脏，向上走到喉咙，浅出面部，与手太阳经在内眼眦会合。

手厥阴经别：在渊腋下三寸处分出，进入胸腔内，分别归属上中下三焦，上达喉咙，浅出于耳后方的完骨部，与手少阳经会合。

足少阴经别：足少阴经别，从本经脉在腘窝部分出后，与足太阳经别相合并行，上至肾脏，在十四椎（第二腰椎）处分出来，归属于带脉，其直行的继续上行，联系于舌根，再出来到项部，仍归入足太阳经别。

足厥阴经别：从足背上足厥阴经分出，向上到达外阴部，和足少阳经别会合并行。

足太阴经别：从足太阴经脉分出后到达大腿前面，和足阳明经的经别相合并行，向上结于咽喉，贯通到舌本。

十二经别虽然是十二经脉的分支，但有特别重要的作用：

（1）加强了十二经脉的内外联系，特别是加强了经脉所属络的脏腑在体腔深部的联系，补充了十二经脉在体内循行的不足。

（2）十二经别通过表里相合的"六合"作用，使得十二经脉中的阴经（足厥阴肝经上达巅顶，手少阴心经上连目系）与头部发生了密切联系，从而扩大了手足三阴经穴位的主治范围。手足三阴经穴位因此能够主治头面和五官疾病。

（3）突出头面部经脉和穴位的重要性及其主治作用。《灵枢》"十二经脉，三百六十五络，其血气皆上于面而走空窍。"张介宾也有言："头为诸经之会"意即在此。如临床常用的头针疗法、面针疗法、鼻针疗法均是在这一理论指导下发展起来的。

（4）加强了肢体与内脏、内脏与内脏之间的联系：十二经别一般都是从四肢部的十二经脉分出，进入体内呈向心性循行，这对于加强肢体与内脏的联系起非常重要的作用。这也是许多肘膝以下的穴位可治疗远隔部位内脏病的理论依据之一。如内关、公孙、足三里治疗胃病。

十二经别还加强了内脏与内脏之间的联系。如足太阳经别入腹后，属膀胱，散络肾，布散于心。这样就加强了心肾之间的联系，在临床辨证心肾不交。十二经脉中足阳明胃经和心无直接联系，手少阴心经也不循行于胃腑，但足阳明经别却属于胃，散络于脾，上通于心，这样就沟通了心与胃之间的联系，所以中医有"胃不和则卧不安"的说法，临床上有和胃腑之法可得安心神法，可以用足三里治疗神经衰弱、不寐就是这个道理。

另外，经别在体表的循行也加强了某些部位的联系，扩大了十二经脉的主治范围。如足太阳经脉并不到达肛门，但是足太阳经别"别入于肛"，所以该经的承山、承筋穴都能治疗肛门疾患，如痔疮、脱肛等。

第4天
十二经筋

在《内经》时代，人们认识肌肉骨骼系统相对简单，古人将骨骼肌肉系统按照十二经脉将其分为十二经筋。也可以说十二经筋就是十二经脉之气濡养筋肉骨节的体系。但从字面来理解，经筋当指直行的筋，与经脉系直行的主干一样。

十二经筋的循行也是有一定方向的，但不象十二经脉一样，有向心性的，也有离心性的，而均是起于四肢末端，沿四肢上行结聚于关节骨骼部，而走向头面躯干，行于体表，不入内脏，与内脏没有任何联系。

根据循行部位不同，经筋也有内外之分，分布于四肢外侧和项背称刚筋，分布于胸腹和内侧称为柔筋。所以说手足三阳经筋属于刚筋，手足三阴经则属于柔筋。

下面学一下经筋的循行情况。

手阳明经筋：起始于第二手指桡侧端，结于腕背部，向上沿前臂，结于肘外侧，上经上臂外侧，结于肩髃部；分出支经绕肩胛处，夹脊柱两旁；直行的经筋从肩髃部上走颈；分支走向面颊，结于鼻旁颧部；直上行的走手太阳经筋前方，上左侧额角者，结络于头部向下至右侧下颌。

手太阳经筋：起始于手小指的上边，结于腕背，上沿前臂内侧，结于肱骨内上髁后，以手弹该骨处，有感传可及于手小指之上，进入后，结于腋下；其分支走肘后侧。向上绕肩胛部，沿着颈旁出走足太阳经筋的前方，结于耳后乳突部；分支进入耳中；直行的出于耳上，向下结于下颌处，上方的连属于眼外眦。

手少阳经筋：起始于第四手指端，结于腕背，走向前臂外侧，结于肘尖部，向上绕行于上臂外侧，上循肩部，走到颈部会合手太阳经筋。其分支当下颌角部进入，联系于舌根；一支上下颌处沿耳前，属目外眦，上达颞部，结于额角。

足阳明经筋：起始于足次趾、中趾及无名趾，结于足背，斜向外行加附于腓骨，上结于胫外侧，直上结于髀枢，又向上沿胁部属于脊；其直行的上沿胫骨，结于膝部，分支之筋结于外辅骨部，合并足少阳经筋；直行的沿伏兔上行，结于大腿部而聚会于阴部。再向上分布至腹部，至缺盆处结集；再向上至颈，夹口旁，合于鼻旁颧部，相继下结于鼻，从鼻旁合于足太阳经筋。另一分支之筋，从面颊结于耳前部。

足太阳经筋：起始于足小趾，上结于外踝，斜上结于膝部，下方沿足外侧结于足跟，向上沿跟腱结于腘部；其分支结于小腿肚上向腘内侧，与腘部一支并行上结于臀部；向上夹脊旁，上后项。分支入结于舌根。直行者结于枕骨，上向头项，由头的前下方下行到颜面，结于鼻部。分支形成"目上纲"，下边结于鼻旁。背部的分支，从腋后外侧结于肩髃部位；一支进入腋下，向上出缺盆，上方结于完骨（耳后乳突）；再有分支从缺盆出来，斜上结于鼻旁部。

足少阳经筋：起于第四趾，上结于外踝，再向上沿胫外侧结于膝外侧。其分支另起于腓骨部，上走大腿外侧，前边结于伏兔（股四头肌部），后边结于骶部。直行的经侧腹季胁，上走腋前方，联系于胸侧和乳部，结于缺盆。直行的上出腋部，通过缺盆，走向太阳经的前方，沿耳后上绕到额角，交会于头项，向下走向下颌，上方结于鼻旁，分支结于外眦成"外维"。

手太阴经筋：起始于大拇指之上，沿大指上行，结于鱼际之后，行寸口动脉外侧，上行沿前臂，结于肘中，向上经过上臂内侧，进入腋下，出缺盆部，结于肩髃前方，其上方结于缺盆，自腋下行的从下方结于胸里，分散通过膈部，与手厥阴经之筋在膈下会合，达于季胁。

手少阴经筋：起始于手小指内侧，结聚于腕后豆骨处，向上结于肘内侧，上入腋内，交手太阴经筋，循行于乳里，结聚于胸部，沿膈向下，联系于脐部。

手厥阴经筋：起始于中指，与手太阴经筋并行，结于肘部内侧，上经上臂的内侧；结于腋下，分支进入腋内，散布于胸中，结于膈部。

足太阴经筋：起始于足大趾内侧端，上行结于内踝，直行向上结于膝内辅骨（胫骨内髁部），向上沿着大腿内侧，结于股前，会聚于阴器部；向上到腹部，结于脐，再沿着腹内结于肋骨，散布到胸中，在内的经筋则附着于脊旁。

足少阴经筋：起于足小趾下边，入足心部，同足太阴经筋斜走内踝下方，结于足跟，与足太阳经筋会合；向上结于胫骨内髁下，同足太阴经筋一起向上行，沿大腿内侧，结于阴部，沿膂（脊旁肌肉）里夹脊，上后项结于枕骨，与足太阳经筋会合。

足厥阴经筋：起始于足大趾的上边，向上结于内踝前方，向上沿胫骨内侧，结于胫骨内髁之下，再向上沿大腿内侧，结于阴器部位而与诸筋相联络。

从上面可以看出：手三阳经筋起于手指，循臑外上行结于角（头）；足三阳经筋起于足趾，循股外上行结于烦（面）；手三阴经筋起于手指，循臑内上行结于贲（胸），足三阴经筋起于足趾，循股阴上行结于阴器（腹）。

经筋具有约束骨骼，屈伸关节，维持人体的正常运动的作用。经筋的作用主要是维络周身筋骨关节，协调人体正常运动。

第5天
十二皮部

　　所谓皮部是指人体体表的皮肤。而十二皮部是十二经脉功能活动反映于体表的部位，也是络脉之气散布之所在。

　　关于十二皮部的分布区域，是以十二经脉在体表的分布范围，即十二经脉在皮肤上的分属部分为依据而划分，因此《素问·皮部论》曰："欲知皮部，以经脉为纪考，诸经皆然。"根据"上下同法"、手足同名的原则，将手足三阴三阳十二经之皮部合而为"六经"，所以十二皮部其名有六：分别是太阳皮部名关枢，少阳皮部名枢持，阳明皮部名害蜚，太阴皮部名关蛰，少阴皮部名枢儒，厥阴皮部名害肩。

　　"太阳之枢，名曰关枢。"关，门栓也。其变动可开，故又曰"开"。枢，枢转也。三阳中太阳为关。太阳能固卫、开闭枢转外出之阳气。

　　"少阳之阳，名曰枢持。"枢，门轴也。其变动为转，可通达内外也。三阳中少阳为枢，可以转枢表里之阳气。持，主持也，主持阳气的转机出入。

　　"阳明之阳，名曰害蜚。"害，通阖，门扇也。其变动不闭，至极所止也。蜚，通飞，有飞扬之义。三阳中阳明为阖，阳明为阳之监时。

　　"太阴之阴，名曰关蛰。"蛰，即潜藏之意，主阴。太阴为三阴之关。阴主藏而太阴卫之。

　　"少阴之阴，名曰枢儒。"儒，在《说文解字》中解为"柔也"，阳主刚，阴主柔，故儒，阴也。少阴为三阴之枢，转枢阴柔之气。

　　"心主之阴，名曰害肩。"心主，即手厥阴也。肩，任也，载也。厥阴为三阴之阖，肩负着阴气交尽、阳所将生之任。

　　十二皮部的作用：

　　（1）保卫机体，抗御外邪。由于皮部居于人体的最外层，直接与外界接触，对外界气候的变化最为敏感，并对这些变化具有调节和适应能力，是机体卫外屏障。生理状态下，卫气调和，则"皮肤调柔，腠理致密"，六淫之邪不能侵袭人体。而在病理状态下，皮部又成为最先感受外邪之处。皮部是经络的皮肤分区、与经脉、络脉，特别是浮络的关系极其密切。

（2）传导病邪，反应病证。正常情况下，皮部可保卫机体，抗御外邪，使人体保持正常的生理功能。若病邪侵袭人体，多先及皮部；此时若机体的抗御能力强，再加上适当治疗，可能祛除病邪。若抗病能力不足，病邪可沿经入里，甚而进入内脏。皮部→络脉→经脉→腑→脏，形成疾病的传变层次。

（3）机体内脏有病也可反映于皮部。皮部会出现一些色泽等方面的改变，从而又成为诊断疾病的参考。如青色多属于痛证，苍白色多属于虚寒证。在治疗方面，古代刺法中的浅刺皮肤的"半刺"、"毛刺"都是根据皮部理论而实施的刺法。现代临床上广泛应用的皮肤针、挑治法、贴敷法、灸法及推拿疗法，都是以皮部理论为指导。

第6天
奇经八脉

奇经八脉是有别于十二经脉之外的经脉系统。《说文解字》："奇，异也，一曰不偶。"奇，奇特、奇异之意。指八条脉有异于十二正经，是十二正经之余，因无络属脏腑表里配偶关系，但与奇恒之腑（脑、脉、骨、髓、胆、女子胞）有密切关系，故称奇经。八脉是指任脉、督脉、冲脉、带脉、阴跷脉、阳跷脉、阴维脉和阳维脉共计八条。

下面来学一下奇经八脉的循行分布及功能。

表1-1 奇经八脉循行分布和功能

脉　名	循行分布概况	功　　能
任脉	腹、胸、颏下正中，总任六阴经	调节全身阴经经气，故称"阴脉之海"
督脉	腰，背，头面正中，总督六阳经	调节全身阳经经气，故称"阳脉之海"
带脉	起于胁下，环腰一周，状如束带	约束纵行躯干的诸条经脉
冲脉	与足少阴经相并上行，环绕口唇，且与任、督、足阳明等有联系	涵蓄十二经气血，故称"十二经之海"或"血海"
阴维脉	小腿内侧，并足太阴、厥阴上行，至咽喉合于任脉	调节六阴经经气
阳维脉	足跗外侧，并足少阳经上行，至项后会合于督脉	调节六阳经经气
阴跷脉	足跟内侧，伴足少阴等经上行，至目内眦与阳跷脉会合	调节肢体运动，司眼睑开合
阳跷脉	足跟外侧，伴足太阳等经上行，至目内眦与阴跷脉会合	调节肢体运动，司眼睑开合

奇经八脉除带脉横向循行外，均为纵向循行，纵横交错地循行分布于十二经脉之间。其作用主要体现在以下两个方面：

（1）沟通十二经脉之间的联系。将部位相近、功能相似的经脉联系起来，起到统摄有关经脉气血，协调阴阳的作用。督脉为"阳脉之海"，任脉为"阴脉之海"，冲脉为"十二经脉之海"。

（2）对十二经脉气血起蓄积、渗灌的调节作用。奇经八脉犹如湖泊水库，十二经脉之气血则犹如江河之水，就是说当十二经脉之气旺盛时，奇经则加以储蓄，当十二经脉生理功能需要时，则奇经又能渗灌和供应。

奇经八脉中的任脉、督脉，各有其所属腧穴，故与十二经相提并论合称"十四经"。十四经均具有一定的循行路线、病候和各自所属的腧穴，是经络系统中的主要部分。

任脉主要治疗以泌尿、生殖疾患为主的下焦病变，如尿频、遗尿、小便失禁、癃闭、男子疝气，遗精，阳痿、早泄、精衰不育，带下、崩漏、月经不调，腹内肿块，不孕等。此外，消化、呼吸、心神方面的部分病证，如腹痛、腹泻、喘息、胸闷、癫疾、癔病等。

督脉主要治疗以运动机能失调、神志疾患为主，兼有泌尿、生殖、消化系统病证，如腰扭伤、强直性脊柱炎、头痛、痴呆、癫狂、癃闭、遗尿、痔疾、女子不孕等。

冲脉主要治疗胸痛、胸闷、气上冲心、呼吸不畅、脘腹胀痛，挛急不舒等症，此外，也治疗女子月经不调、崩漏、带下、不孕、男子遗精、阳痿、精衰不育等病证。

带脉主要治疗湿热带下、肢体寒湿痹痛、月经不调、子宫脱垂、疝气、腰腹弛缓无力，下肢萎弱瘫痪等病证。

阴维脉主治胸胁支满、脘腹冷痛、心痛、胃痛、肠鸣泄泻脱肛等证。

阳维脉主治恶寒发热、头项强痛、一身尽痛、伤寒结胸、疟疾等病证。

阴跷脉主治踝关节以上部位的皮肉、筋脉外侧弛缓，内侧拘急及腰髋疼痛连及阴中，癫痫夜发、思睡多寐、喉痛、失音等。

阳跷脉主治踝关节以上部位的皮肉、筋脉内侧弛缓，外侧拘急及腰背疼痛、角弓反张、失眠、狂躁、癫痫昼发等。

第7天
十五络脉

　　络脉是经脉的细小分支，十五络脉是指十二经脉，任、督二脉各自别出一络脉，加上脾之大络，总计15条，称为十五络脉。从络脉别出的穴位又称络穴。

　　手太阴肺经的络脉：从腕上一寸半列缺穴处分出，联络手阳明大肠经。另一支与肺经并行，进入手掌散布于鱼际处。本经发病，实证为手部腕侧锐骨和掌中发热，虚证为哈欠频作，小便失禁或频数。

　　手少阴心经的络脉：从腕上一寸之通里穴处分出，联络手太阳小肠经。另一支沿着本经上行，进入胸内心中，再上行联系舌根，归属于目系。本经病变，实证为胸中支满，虚证为不能言语，可取通里穴治疗胸膈撑满，气虚不能说话。

　　手厥阴心包经的络脉：从腕上两寸内关穴处分出，联络于手少阳三焦经。另一支沿心包经上行入胸，联系心包和心系。本经病变，实证为心脏疾患，虚证为头项强。

　　手阳明大肠经的络脉：从腕上三寸的偏历穴处分出，联络手太阴肺经。一支沿着前臂和臂上行至肩，沿颈部上至面颊，偏络于齿；另一支进入耳内，与宗脉会合。本经病变，实证为龋齿、耳聋，虚证为牙齿寒冷酸楚、内闭阻隔。

　　手太阳小肠经的络脉：从腕上五寸之支正穴处分出，联络手少阴心经，另一支沿着本经上行肘部至肩，络肩。本经病变，实证为骨节弛缓，肘关节部不能活动，虚证为皮肤上生赘疣，小的像手指上的痂疥。

　　手少阳三焦经的络脉：从腕上两寸的外关穴处分出，沿着前臂和臂上行，进入胸中，与手厥阴心包经会合。本经病变，实证为肘部拘挛，虚证为肘部弛缓不收。

　　足阳明胃经的络脉：从小腿前外侧面外踝八寸丰隆穴处分出，与足太阴脾经联络。另一支沿小腿、大腿前外侧上行，经腹、胸、项至头，与诸阳经之气会合，又下行络于咽喉。气上逆就会出现咽喉肿痛，突然失音不能说话。病变，实证为胫部拘挛，虚证为胫部弛缓不收，小腿肚肌肉萎缩。

　　足太阳膀胱经的络脉：从小腿后外侧上七寸飞扬穴处分出，联络少阴肾经。本经病证：实证为鼻塞流涕，头痛，背部疼痛，虚证为鼻中流涕，出血。

足少阳胆经的络脉：从小腿后外侧之外踝上五寸光明穴处分出，向下至足背，联络足厥阴肝经。本经病证：实证为足胫知觉下降、肢体发冷，虚证为足软无力不能行走，坐而不能起立。

足太阴脾经的络脉：从足内侧缘跖趾关节后一寸之公孙穴处分出，联络足阳明胃经。另一分支上行入腹，联络肠胃。本经病证：其气上逆则为霍乱，实证为肠中剧痛，虚证为鼓胀之疾。

足少阴肾经的络脉：从内踝后下方之大钟穴处分出，联络足太阳膀胱经。另一支并于足少阴肾经经脉至于心包下面，向外贯于腰脊部位。本经病证：其气上逆则为霍乱，实证为肠中剧痛，虚证为小便困难。

足厥阴肝经的络脉：从小腿内侧之内踝上五寸蠡沟穴处分出，联络足少阳胆经。另一分支沿小腿、大腿上行至阴部睾丸等外生殖器。本经病证：实证为阴茎挺长，睾丸肿大、疝气、子宫脱垂，虚证为阴部瘙痒、暴痒。

任脉的别络：从胸骨剑突上之鸠尾穴分出，下行分散于腹部。本经病证：实证为阴茎挺长，虚证为阴部暴痒。

督脉的络脉：从会阴部之长强穴处分出，夹脊柱两旁之肌肉上行至项部，再上行分散于头上，继而下行于肩胛内侧，联络足太阳膀胱经，进入脊柱旁之肌肉内。本经病证：实证为脊柱强直难以仰俯，脊背疼痛，虚证为头重难支身体，眩晕、上体摇摆不定。

脾之大络：从侧胸部渊腋下三寸之大包穴处分出，分布于胸胁。

从以上内容可以看出十五络脉的循行规律：十二经脉的别络脉均从本经四肢肘膝关节以下的络穴分出，走向其相表里的经脉，即阴经别络于阳经，阳经别络于阴经。

那么十五络脉有什么作用呢？四肢部的十二别络，加强了十二经中表里两经的联系，从而沟通了表里两经的经气，补充了十二经脉循行的不足。躯干部的任脉络、督脉络和脾之大络，分别沟通了腹、背和全身经气，从而输布气血以濡养全身组织。

奇效腧穴

腧穴是针灸推拿及其他一些外治法施术的特殊部位，是人体脏腑经络之气输注于体表的部位。人们通称穴道，在《内经》中有许多名称，如节、会、气穴、气府、骨空、溪等。如《灵枢·九针十二原》："所言节者，神气之所游行出入也，非皮肉筋骨者也。"就是明确指出穴位的实质并非是简单皮肉筋骨，而是有经络之气的灌注。

穴位分别归属于不同的经脉，经脉又隶属于一定的脏腑，故腧穴—经脉—脏腑间形成了不可分割的关系。人体内部通过经络与体表紧密相连，因此，体内有病可以反映到体表即腧穴上来，这一点临床上有大量的例证可举。如胆囊炎可在阳陵泉处有压痛，也可在背部的夹脊或背俞有反应点。同样，也可以通过刺激体表的腧穴治疗内脏疾病。故我们不能把腧穴看成是孤立于体表的孔隙，而应把它看成是与人体内部组织器官有一定联系的、互相通道的特定部位。

第1天
腧穴是通里达表的信息站

一提到腧穴，人们自然会联想到针灸铜人模型身上一条条纵向分布线上的小园点，那些小园点就是我们通常说的穴位。大家可千万别小看这个小园点。这个小园点可是能通里达表、传递信息，脏腑生理或病理的改变往往在体表的相应经脉穴位上有所反应；这种反应穴位处往往出现压痛或自觉有酸痛感，这可能与人体组织中的酸性代谢产生增多有关。局部大量酸性产物堆积，可使得局部组织中的氢离子浓度升高，引起疼痛或使疼痛加重；反之，刺激体表一定穴位也能引起相应内脏功能的改变，起到治疗和调整的作用。腧穴即可以反映体内五脏六腑的信息，同时也能把外面的信息传递到体内，因此腧穴就成了我们针灸推拿及其它一些外治法施术的特殊部位。

腧穴是人体脏腑经络之气输注于体表的特殊部位，人们通常称为穴道，在《内经》中腧穴又有许多别称，如"节"、"会"、"气穴"、"气府"、"骨空"等。如《灵枢·九针十二原》："所言节者，神气之所游行出入也，非皮肉筋骨者也。"意思是说，不能把腧穴所在的部位，仅仅看作是筋、骨、皮、肉的局部形态，它与经络气血密切相关，有脏腑经络之气的灌注。关于穴位的大小，历代针灸医家在其著作中均未提及。既然腧穴是脏腑经络之气灌溉之处，因此当然绝不能把腧穴看成一个实实在在、静止不动的点，而应当看成是立体的、动态变化的。也可以说人在疾病的状态下，腧穴的面积范围相对较大，而在健康的状态下，腧穴的面积范围也许小些，探讨其腧穴的面积大小的确没有什么意义可言。但是在针灸治疗时，只有针刺腧穴有了针感，就可以明确肯定扎在穴位的面积范围之内了，也就会对内在的脏腑有了相应的调整作用。

穴位分别归属于不同的经脉，经脉又隶属于一定的脏腑，故腧穴—经脉—脏腑间形成了不可分割的关系。《灵枢·海论》："夫十二经脉者，内属于五脏，外络于肢节。"《素问·调经论》说："五脏之道，皆出于经隧，以行其血气，血气不和，百病乃变化而成。"明确指出脏腑、经络、腧穴之间不可分割的关系。人体内部通过经络与体表紧密相连，因此，体内有病可以反映到体表即腧穴上来，这一点临床上有大量的例证可举。如胆囊炎可在阳陵泉处有压痛，也可在背部的夹脊或背俞有反应点。同样，也可以通过刺激体表的腧穴治疗内脏疾病。刺激这些异常反应点或相关腧穴，对相应脏腑的功能活动具有相对特异的调节作用。故我们不能把腧穴看成是孤立于体表的孔隙，而应把它看成是与人体内部组织器官有一定联系的、互通内外的信息传输站。从这个意义上说，腧穴是疾病的反应点，同时又是治疗的刺激点。针灸疗法就是通过刺激不同的穴位来达到治疗不同疾病的目的。

　　腧穴的形态结构研究是解释针灸效应的基础。腧穴形态结构多数认为是由密集神经末梢支配的易兴奋的皮肤／肌肉—神经复合体构成，不同腧穴的神经传输途径存在特定的节段性或区域性联系。腧穴在组织形态上主要与神经、血管、淋巴、肌肉、肌腱、结缔组织等关系密切，但不同腧穴的组织并不完全相同，有以某种组织为主，也有以几种组织混合为主。神经末梢密集带沿着经脉的走向分布，穴位刺激可特异性诱发同经穴位的肌电反射性传出活动，因此穴位是具有密集神经末梢支配的易兴奋的皮肤／肌肉—神经复合体，也可以说是多种组织共同构成的一个多层次的空间立体结构。

第2天
腧穴的命名

　　每一个腧穴都有不同的名称，这些腧穴名字都不是随便命名的，均有一定深刻含义，孙思邈《千金翼方》言："凡诸孔穴，名不徒设，皆有深意。"关于腧穴命名含义的解释，早在《内经》中即有解释，如《素问·骨空论》："谚语在背下侠脊傍三寸所，厌之令病者呼谚语，谚语应手。"杨上善对十五络穴的名称作过详解，如通里这样说"里，居处也，此穴乃是手少阴所别通为络居处，故曰通里也。"清代程知《医经理解》对腧穴的命名做了简明扼要解释："经曰：肉之大会为谷，小会为溪，谓经气会于孔穴，如水流之行而会于溪谷也。海，言其所归也。渊、泉，言其深也。狭者为沟、渎。浅者为池、渚也。市、府，言其所聚也。道、里，言其所由也。室、舍，言其所居也。门、户，言其所出入也。尊者为阙、堂。要会者为关、梁也。丘、陵；言其骨肉之商起者也。髎，言其骨之空阔者也。俞，言其气之传输也。天以言乎其上；地以言乎其下也……。"腧穴命名，多是在部位和作用的基础上，结合自然界现象和医学理论，采用取类比象的方法而定的。因此，了解腧穴的命名，有助于腧穴部位的记忆和功能的掌握。

1. 根据所在部位命名

　　即根据腧穴所在的人体解剖部位而命名，如腕旁的腕骨，乳下的乳根，面部颧骨下的颧髎，第7颈椎棘突下的大椎，锁骨肩峰端与肩胛冈之间的巨骨，第五跖骨粗隆下的京骨，位于横骨之边际的横骨等。

2. 根据治疗作用命名

　　即根据腧穴对某种病证的特殊治疗作用命名，如治目疾的睛明、光明，治疗水肿的水分、水道，治面瘫的牵正，通鼻窍的迎香，治筋脉挛缩和筋脉弛缓为病的筋缩，治疗经闭的归来，承受口中之浆水的承浆等。

3. 根据天体地貌命名

　　即根据自然界的天体名称命名，如日、月、星、辰等和地貌名称如山、陵、丘、墟、溪、谷、沟、泽、池、泉、海、渎、渠、渊等，结合腧穴所在部位的形态或气血流注的情况而命名，如日月、上星、璇玑、华盖、承山、大陵、梁丘、商丘、太溪、后溪、阳溪、合谷、陷谷、水沟、支沟、尺泽、曲泽、阳池、曲池、涌泉、曲泉、小海、少海、四渎、经渠、太渊。

4．参照动植物命名

即根据动植物的名称，以形容腧穴的局部形象命名，如伏兔、鱼际、犊鼻、鹤顶、攒竹、口禾髎等。

5．借助建筑物命名

即根据建筑物来形容某些腧穴所在部位的形态或作用特点而命名，如天井、玉堂、内关、曲垣、库房、府舍、天窗、地仓、紫宫、巨阙、内庭、气户等。

6．结合中医学理论命名

即根据腧穴部位或治疗作用，结合阴阳、脏腑、经络、气血等中医学理论命名，如阴陵泉、阳陵泉、心俞、肝俞、胆俞、脾俞、气海、血海、神堂、意舍、志室、三阴交、三阳络等。

第3天

腧穴的分类

人身上的腧穴很多，大体上可分为经穴、奇穴、阿是穴三大类。

1. 经穴

又称"十四经穴"，是指归属于十二经和任脉、督脉循行线上的腧穴。这些腧穴因分布在十四经循行路线上，所以与经脉的关系最密切。经穴的特点是有固定位置、名称，有一定的经属，均能主治本经病证。

2. 奇穴

又称"经外奇穴"，是指既有一定的名称，又有明确的位置，但尚未列入或不便列入十四经系统的腧穴。奇穴的特点是有一定的名称，有明确的定位，但无一定的归属。主治范围比较单纯，但对某种病的疗效可靠。

奇穴的分布比较分散，有的在十四经循行线上，有的不在十四经循行线上，但都与经络系统有着密切联系。有的奇穴并不指某一部位，则是由多个穴位组成，如八邪、八风、四神聪等。

3. 阿是穴

又称"天应穴"、"不定穴"、"压痛点"等。既无固定的名称，又无固定位置，而仅是以压痛点或其他反应点作为施灸部位。因按压其痛处，病人会"阿"的一声，故名为"阿是"。阿是一名，首见于《备急千金要方》云："有阿是之法，言人有病痛，即令捏其上，若果当其处，不问孔穴，即得便快，或痛处即云阿是，灸刺皆验，故曰阿是穴也。"阿是穴的特点是没有固定部位、名称，无一定经属。其分布多位于病灶局部，也可在与其距离较远的部位，很多阿是穴往往沿经线分布在经穴的附近。

阿是穴多以压痛或敏感取穴，但在临床上，经穴、奇穴亦有以压痛取穴。这就是说，凡有压痛之处，不一定都称之为"阿是穴"。比如胃痛病人可以在胃俞上出现明显压痛，胃俞是经穴。胆囊炎或阑尾炎时，可以在胆囊穴（阳陵泉下1～2寸处）、阑尾穴（足三里下约2寸处）出现压痛，但是胆囊和阑尾穴就是奇穴。因此，凡在经穴或奇穴上的压痛不能称为阿是穴，注意不能混淆。

第4天
腧穴的个数

　　既然腧穴是人体表面的特殊部位。那么人身上的腧穴到底有多少？要回答这个问题，还得先了解腧穴的发展史。腧穴的发展也是经历了一个由无到有、由少到多的过程。在远古时代，由于历史条件和人们思维能力的限制，我们的祖先只是简单先从偶然地刺激到身体上的某些部位发现身上所患的疾病就会得到缓解，从而认识到某些部位"按之痛解"或者说"以痛为输"。这就是腧穴的最早雏形阶段。如《灵枢·官针》："病在皮肤无常处者，取以镵针于病所。"以后随着人们治疗实践的不断增多，一些部位就逐渐被人们固定下来，并且开始知道哪些病证可以在哪些部位针灸，哪些穴位可以治疗哪些病证，这样渐渐对腧穴的位置及治疗作用有了更深刻的认识，并且给以名称和定位。如《素问·气府论》："足太阳脉气所发者七十八穴，两眉头各一，入发至项三寸半傍五。"而后随着对疾病治疗经验的不断丰富积累，人们就发现了越来越多的腧穴，随着对穴位的认识深化，发现腧穴与腧穴之间存在着某些联系，其作用也不是单一的，此时不再把腧穴看成体表孤立的部位，而且，一些相同作用的腧穴可规律性分布，同时，一些穴在治疗疾病时具有多方面作用，随着经络学说的逐步形成，开始了腧穴的分类及归经。

　　《内经》是中医学的奠基之石，书中记载的腧穴名称有160个左右，但是其中有固定部位或名称者又有许多，据统计，该书中有名称者或有固定部位者有288个左右。到了晋代《针灸甲乙经》中共载有腧穴349个，腧穴内容也已经比较系统。至宋代的《铜人腧穴针灸图经》，腧穴数目达到354个，元代滑伯仁《十四经发挥》所载经穴亦为354个，而明代杨继洲《针灸大成》所载经穴达359个，清李学川的《针灸逢源》，腧穴数目达到361个。奇穴是在阿是穴的基础上发展起来的，其中有明确位置且有名称的称为"有名奇穴"，一些仅有明确位置而尚未定名的则称为"无名奇穴"。如《素问·刺疟篇》："诸疟而脉不见，刺十指间出血，血去必已。""十指间"即现在的八邪，这些都可以看成是最早期的经外奇穴。历代文献中有关奇穴的记载很多，如《备急千金要方》载有奇穴187个，《奇效良方》收集了26个，《针灸大成》载有35个，《类经图翼》载有84个，《针灸集成》汇集了144穴。这些都说明历代医家对奇穴的研究是非常重视的。目前纳入国家标准的奇穴共有48个，相信以后随着医疗实践的不断验证会有更多的奇穴被收集进来。这也是目前我们所说的十四经穴的数目。

第5天
腧穴的主治特点和规律

　　腧穴是脏腑经络气血输注于体表的部位，因此腧穴与脏腑、经络、气血有密切关系，它即可以作为疾病的反应点来反应病证以协助诊断，同时它可以作为针灸的刺激点来防治疾病，其防治疾病的关键就是接受适当的刺激以通其经脉、调其气血、使阴阳归于平衡、脏腑趋于和调，从而达到扶正祛邪的目的。腧穴的主治特点具体表现在以下三个方面：

　　1. 近治作用

　　这是一切腧穴（包括十四经穴、奇穴、阿是穴）所具有的共同特点，它们均可治疗腧穴所在或邻近部位的疾病。如眼区周围的睛明、承泣、攒竹、瞳子髎等穴治疗眼疾，膝部的阳陵泉、膝眼、膝关等穴治疗膝关节病，耳周围的听宫、听会、耳门、翳风等治疗耳疾，位于胃脘部及周围的中脘、建里、梁门等穴治疗胃痛等。

　　由于每条经脉的腧穴都具有这一特点，因此，也称腧穴的普遍作用。腧穴的这一近治作用是较易掌握的。

　　2. 远治作用

　　腧穴的远治作用，即腧穴可以治疗远离腧穴部位的疾病。早在《内经》中就有关于远端取穴的论述，如《灵枢·终始》："病在上者下取之，病在下者高取之，病在头者取之足，病在腰者取之腘。"一般认为，十四经腧穴中尤其是肘膝关节以下的腧穴可以治疗本经所过的远端部位的疾病。如足三里就可以治疗胃脘腹部病证，列缺治疗头痛、项强，合谷治疗牙痛。

　　3. 特殊治疗作用

　　（1）双向良性调整作用：针灸某些腧穴，由于机体所处的状态不同，所起的作用也就不同，可起到双向良性调整作用。如泄泻时针天枢脐旁2寸可止泻，便秘时针天枢又可润肠通便；心率过速时针内关则能减慢心率，心动过缓时针刺内关又能提高心率。炎症时白细胞多升高，针刺大椎有抗炎作用；放射病、癌肿化疗后白细胞降低，此时针大椎又能促使白细胞增多。此类例子很多，大量的实验及临床经验已经证明，同一腧穴可以对不同的机能状态有不同的治疗作用。

（2）特异作用：某些腧穴还具有相对特异性，如至阴穴能矫正胎位，少泽穴通乳，神门穴安神、水沟穴开窍醒神等。

腧穴（主要指十四经穴）的主治呈现一定的规律性，主要有分经和分部主治两大规律。

1. 分经主治规律

每条经脉上分布着许多腧穴，如果这条经脉发生了异常变化，可出现各种病候，就可以通过刺激这条经脉上的穴位，通过调整经脉、脏腑的气血而把疾病治好。因此，所谓分经主治，就是指某一条经脉所属的经穴均可治疗该经循行部位及其相应脏腑的病证。这也就是平时所说的"经脉所过，主治所及"之义。同一经脉的有不同经穴，可以治疗本经的相同病证。如手太阴肺经的尺泽、孔最、列缺、鱼际，均可治疗咳嗽、气喘等肺系疾患。尽管每条经脉具有各自的分经主治规律，但是又在某些主治病证上有共同点，其主治规律如下：

手太阴肺经主治肺、喉病；手厥阴心包经主治心、胃病；手少阴心经主治心病；而手厥阴心包经和手少阴心经二经同时主治神志病；手太阴肺经、手厥阴心包经和手少阴心经三经同时主治胸部病证。

手阳明大肠经主治前头、鼻、口、齿病；手少阳三焦经主治侧头、胁肋病；手太阳小肠经主治后头、肩胛病、神志病；而手少阳三焦经和手太阳小肠经二经同时主治目病、耳病；手阳明大肠经、手少阳三焦经和手太阳小肠经三经同时主治咽喉病、热病等。

足阳明胃经主治前头、口齿、咽喉病及胃肠病；足少阳胆经主治侧头、耳病、胁肋病；足太阳膀胱经主治后头、背腰病、脏腑病；足阳明胃经、足少阳胆经、足太阳膀胱经三经同时主治眼病、神志病、热病等。

足太阴脾经主治脾胃病；足厥阴肝经主治肝病；足少阴肾经主治肾病、肺病、咽喉病；足太阴脾经、足厥阴肝经和足少阴肾经三经同时主治前阴病、妇科病等。

任脉经腧穴有回阳、固脱、有强壮作用；督脉经腧穴主治中风、昏迷、热病、头面病；任脉和督脉二经同时主治神志病、脏腑病和妇科病等。

十四经穴的主治作用，归纳起来是：本经腧穴能治疗本经病，表里经腧穴能治互为表里的经脉、脏腑病，经穴还能治疗局部病。

2. 分部主治规律

分部主治，就是指处于身体某一部位的腧穴均可以治疗该部位及某类病证，也就是说腧穴的分部主治与腧穴的位置特点密切相关。如位于头面、颈项部的腧穴，以治疗头面五官及颈项部病证为主，后头区及项区又可以治疗神志病；位于胸腹部的腧穴，以治疗肺、心、脾、胃、肝、肾、膀胱、肠病为主，另外，少腹部腧穴还可以治疗经带、前阴病证；背腰部腧穴，大多治疗局部病证、脏腑和慢性疾患，腰骶部腧穴还可以治疗后阴、经带病；四肢肘膝以上的腧穴，以治疗局部病证为主；四肢肘膝以下至腕、踝部的腧穴，除治疗局部病证外，还能治疗脏腑疾患；腕、踝以下的腧穴，除能治疗局部病证外，还能治头面、五官病证，以及发热、神志等全身性疾病。

第**6**天
特定穴

特定穴是指十四经穴中具有特殊性能和治疗作用，并有特定称号的腧穴。包括在四肢肘膝以下的五输穴、原穴、络穴、郄穴、八脉交会穴、下合穴；在胸、腹背腰部的背俞穴、募穴；在四肢躯干部的八会穴以及全身经脉的交会穴，一共十大类。特定穴在针灸临床上有着极为重要的应用价值，故有人提出"用活用不活，全在特定穴"，所以特定穴的应用是针灸处方的重要组成部分。下面我们分门别类逐一学习。

一、五输穴

五输穴是指十二经脉分布于四肢肘膝关节以下的井、荥、输、经、合穴。五输穴出自《灵枢·本输》，在本篇中只有十一条经脉，缺手少阴心经，《针灸甲乙经》中始有手少阴经。

1. 含义

井：在手指或足趾末端，乃经气初出，喻作水的源头，如泉水之初出，是经气初出的部位，故有"所出为井"。《难经》则从春天万物的表现来进行描述，如《难经·六十三难》："井者，东方春也，万物之始生，……当生之物，莫不以春生，故岁数始于春，日数始于甲，故以井为始也。"即以春天万物的萌动来比喻井也是经气初始的含义，以春天来比喻井和以井来比喻四肢末端的腧穴，都是用比类取象的方法来进行比喻。

荥：分布于掌指或跖趾关节前。比喻经气似水流尚微，如泉水刚成微流，是经气稍盛流经的部位，故有"所溜为荥"。

输：分布于掌指或跖趾关节之后。喻作水流由小到大，由浅入深，是经气渐盛，由此注彼的部位，故有"所注为输"。

经：分布于前臂、胫部。喻作水流变大，畅通无阻，是经气正盛运行经过的部位，故有"所行为经"。

合：分布于肘膝关节处。喻作水流归入湖海，更加兴盛，是经气由浅入深，进而汇合于脏腑的部位，故有"所入为合"。

可见，五输穴是古人把经气在人体四肢的运行过程比作自然界的水流由小渐大，由浅入深，同时结合标本根结理论，将"井、荥、输、经、合"5个特定穴的顺序从四肢末端向肘膝方向排列。

2. 临床应用

在五输穴与五行的配属中，阴经与阳经不一样，阳经井穴属金，依次类推，阳经荥穴属水，阳经输穴属木，阳经经穴属火，阳经合穴属土，阴经井穴属木，则阴经荥穴属火，阴经输穴土，阴经经穴属金，阴经合穴属水。因此阳经是金水木火土，阴经是木火土金水。关于补母泻子，就是根据五输穴之间的相互生克关系来决定取穴配穴，有本经子母补泻及异经子母补泻。如肺的虚证，因肺属金，虚则补其母，当取属土的腧穴，即肺经的输穴太渊补之，此即本经子母补泻。又可取脾经的第三个穴太白，即异经子母补泻。如肺的实证，按实则泻其子，肺属金，当取属水的尺泽泻之，即本经子母补泻，又可取肾经的水穴阴谷泻之，即异经子母补泻法。

一般认为，五输穴除具有治疗本经病外，均具有主治远端脏腑疾病的作用。古代文献中记载的五输穴的治疗作用不一样，在《灵枢·顺气一日分为四时》中云："病在脏者取之井，病变于色者取之荥，病时间时甚者取之输，病变于音者取之经，经满而血者，病生胃及饮食不节得病者，取之于合。"是将脏、色、音等与五输相对应。《灵枢·邪气脏腑病形》："荥输治外经，合治内府"，是言荥输穴多治疗经络在外的病证，合穴多治脏腑在内的病证。《难经·六十八难》中则云："井主心下满，荥主身热，输主体重节痛，经主咳喘寒热，合主逆气而泄。"此是将五输穴与五行五脏相对应的取穴方法。

二、原穴

1. 含义

原穴是指脏腑原气输注、经过和留止的部位。多分布于腕踝关节附近。原，原气，本原之意，是人体生命活动的原动力，为十二经之根本。

十二脏腑各有一原，共十二原，在六阳经中，原穴单独存在，列在"输"之后，在六阴经中，则以"输"代"原"。

表2-1　十二经脉原穴表

手三阴、手三阳经	原穴	原穴	足三阴、足三阳经
肺经	太渊	太白	脾经
心经	神门	太溪	肾经
心包经	大陵	太冲	肝经
大肠经	合谷	冲阳	胃经
小肠经	腕骨	京骨	膀胱经
三焦经	阳池	丘墟	胆经

2．临床应用

《灵枢·九针十二原》："五脏有疾，应出十二原"。又言："五藏有疾，当取之十二原，……五藏有疾也，应出十二原，而原各有所出，明知其原，睹其应而知五脏之害矣。"就是说明通过切循扣按十二原穴，可诊断五脏所患病害，同时针刺十二原穴，又可治疗五脏之疾患。

三、络穴

1．含义

络穴，即十五络脉从经脉别出部位的腧穴，称为十五络穴。

2．临床应用

络穴有各自的主治病证，如《灵枢·经脉》篇均载有：

表2-2　十五络穴的主治病证

经脉名称	络穴名称	主治病证
手太阴肺经	列缺	实证，手掌和手腕部灼热。虚证，呵欠、尿频、遗尿
手阳明大肠经	偏历	实证则龋齿痛、耳聋。虚证，齿冷、经气痹阻不通畅
足阳胆胃经	丰隆	气厥逆就会患喉部肿痛，突然暗哑。实证，发生癫病、狂病。虚证，足胫部弛缓无力、肌肉萎缩
足太阴脾经	公孙	气逆就挥霍缭乱，上吐下泻。实证，见腹内绞痛。虚证，见腹部胀气
手少阴心经	通里	实证，胸膈部支撑胀满。虚证，不能说话
手太阳小肠经	支正	实证，关节弛缓，肘部痿废不用。虚证，皮肤赘生小疣
足太阳膀胱经	飞扬	实证，鼻塞、鼻流清涕、头痛背痛。虚证，鼻流清涕、鼻出血
足少阴肾经	大钟	脉气厥逆，心胸烦闷。实证，二便不痛；虚证，腰痛
手厥阴心包经	内关	实证，心痛。虚证，心中烦乱
手少阳三焦经	外关	实证，肘关节拘挛。虚证，肘关节不能收屈运动
足少阳胆经	光明	实证，足部厥冷。虚证，下肢瘫痪，不能起立
足厥阴肝经	蠡沟	气逆则睾丸肿胀，突发疝气。实证，见阳强不倒。虚证，见阴部暴痒
任脉	鸠尾	腹皮痛，瘙痒
督脉	长强	脊强，头重
脾之大络	大包	身尽痛，百节尽皆纵、此脉若罗络之血

原穴、络穴在临床上既可以单独应用，同时又可配合应用，叫原络配穴法：即脏腑的原穴与相表里经的络穴相互配合应用，又称"主客原络配穴"。相表里脏腑经络同病，先病者为主，取脏腑原穴（主穴），后病者为客，取相表里经脉络穴（客穴），如肺先病，即先取肺的原穴"太渊"，大肠后病，再取其经的络穴"偏历"，反之，若大肠先病，即先取大肠的原穴"合谷"，肺后病，再取肺经的络穴"列缺"。

四、郄穴

1. 含义

郄，有空隙之义。郄穴是各经经气深聚的部位。

郄穴一名，首见《针灸甲乙经》，该穴多分布于四肢肘膝关节以下。

十二经脉各有一个，阴跷、阳跷、阴维、阳维各有一个，总计十六个。

表2-3 十六郄穴表

经脉名称	穴名	经脉名称	穴名
手太阴肺经	孔 最	足厥阴肝经	中 都
手厥阴心包经	郄 门	足少阴肾经	水 泉
手少阴心经	阴 郄	足阳明胃经	梁 丘
手阳明大肠经	温 溜	足少阳胆经	外 丘
手少阳三焦经	会 宗	足太阳膀胱经	金 门
手太阳小肠经	养 老	阴跷脉	交 信
足太阴脾经	地 机	阳跷	跗 阳
阴维脉	筑 宾	阳维脉	阳 交

2. 临床应用

临床上一般用郄穴治疗本经循行部位及所属脏腑的急性病证。据古代文献记载，阴经的郄穴多治疗血证，阳经的郄穴多治疗急性痛证。如孔最治疗咳血，阴郄治疗吐血、衄血，地机、水泉、交信治疗经血不调；温溜治疗头痛、面肿，梁丘治疗胃痛、膝肿，养老治疗肩背腰痛等。

另外，郄穴还常与八会穴配合使用，故有"郄会配穴"。如孔最配血会膈俞治疗肺病咳血效果尤佳，梁丘配腑会中脘治疗急性胃脘痛疗效更显著。

五、八脉交会穴

1. 定义

十二经脉与奇经八脉相通的8个腧穴，叫八脉交会穴。均分布在四肢肘膝关节以下。

表2-4 八脉交会穴

经属	八脉交会穴名称	八脉	会合部位
足太阴	公孙	冲脉	胃、心、胸
手厥阴	内关	阴维	
手少阳	外关	阳维	目外眦、颊、颈、耳后、肩
足少阳	足临泣	带脉	
手太阳	后溪	督脉	目内眦、项、耳、肩胛
足太阳	申脉	阳跷	
手太阴	列缺	任脉	胸、肺、膈、喉咙
足少阴	照海	阴跷	

2．临床应用

由于奇经八脉与十二正经的经气以八穴相会通，所以此八穴既能治奇经病，又能治正经病。如公孙通冲脉，故公孙既能治疗足太阴脾经病，又能治疗冲脉病；内关通阴维，故内关即能治疗手厥阴心包经病，又能治疗阴维脉病。后溪通督脉，治疗急性腰扭伤。

八脉交会穴，临床上常采用上下相应的配穴方法，正好是四对：

表2-5　八脉交会穴的配穴与主治

配穴	主治
公孙 内关	治疗胃、心、胸部病证
外关 足临泣	治疗外眼角、耳、颊、颈、肩部病及寒热往来证
后溪 申脉	治内眼角、耳、项、肩胛部位病及发热恶寒等表证
列缺 照海	治咽喉、胸膈、肺病和阴虚内热等

六、下合穴

1．定义

下合穴是指六腑之气下合于足三阳经的6个腧穴，又称六腑下合穴。

下合穴名称及内容，首见于《灵枢·邪气脏腑病形》，为什么只有六阳经有下合穴，且均在足三阳经？《灵枢·本输》云："六腑皆出于足之三阳，上合于手者也。"意思是说六腑胃、大肠、小肠、胆、三焦、膀胱，均居于腹中，其经脉之气应出自足之三阳经，其中大肠、小肠及三焦属于手之三阳经，乃是其经气上合于手臂之意。因此六腑下合穴分布足三阳经上。手三阳经的下合穴均在足三阳经上，而足三阳经的下合穴与其在五输穴中的合穴是一个穴。分别是：

大肠——上巨虚　　　　小肠——下巨虚

三焦——委阳　　　　　胃———足三里

膀胱——委中　　　　　胆———阳陵泉

2．临床应用

《素问·咳论》："治腑者，治其合"。《灵枢·邪气脏腑病形》云："合治内腑"，即是说下合穴对六腑之病证是重要的治疗腧穴。如肠痈取上巨虚，胆囊炎取阳陵泉，委阳、委中治疗因三焦气化失常而引起的癃闭、遗尿等。

七、背俞穴

1. 定义

背俞穴是脏腑之气输注于背腰部的腧穴。

背俞穴之名首见于《内经》，但其中只有五脏的背俞穴，《脉经》中始有六腑的背俞穴，《针灸甲乙经》中又补充了三焦的背俞穴。

背俞穴均分布于背部，在足太阳膀胱经背部的第一条线上，基本与脏腑在背部的体表投影相符。

2. 临床应用

通过望背俞穴的反应，如红疹、紫斑等，及切按背俞穴，可以作为诊断疾病的依据。脏腑之气输注于背部，因此，脏腑有病可以反映到背俞穴上来，故可以用于诊断。单穴独用可以治疗与脏腑经络相联属的组织器官所发生的病证，如取肝俞治疗目疾，取肾俞治疗耳疾等。

八、募穴

募穴是脏腑之气汇聚于胸腹部的腧穴，又称"腹募穴"。五脏六腑各有1个募穴，其位置也与其相关脏腑所处的部位相接近。

募穴一名首见于《内经》，其内容在《脉经》中始出现，《针灸甲乙经》中则多了三焦募。

表2-6　十二募穴表

脏名	募穴名	腑名	募穴名
肺	中府	胆	日月
心	巨阙	胃	中脘
心包	膻中	大肠	天枢
肝	期门	小肠	关元
脾	章门	三焦	石门
肾	京门	膀胱	中极

募穴的分布较广，有在本经者（肺——中府），有在他经者（小肠——关元），有呈双穴者（大肠——天枢），有为单穴者（膀胱——中极）

2. 临床应用

通过望胸腹部募穴的反应，如红疹、紫斑等，及切按募穴，可以作为诊断疾病的依据。同时募穴单穴独用可以相关脏腑的病，如取期门治疗肝病，取日月治疗胆囊炎、胆结石等。

另外背俞穴与募穴常常相配运用治疗脏腑病。如肺俞、中府治疗肺脏的喘咳、寒热；胃俞、中脘可治胃脘痛、脘腹胀满；脾俞、章门可治飧泄，腹胀等。

九、八会穴

1. 定义

八会穴是指脏、腑、气、血、筋、脉、骨、髓之气所聚会的8个腧穴。八会穴的分布比较分散，在躯干前后和四肢部均有。

表2-7　八会穴

	穴名		穴名
脏会	章门	筋会	阳陵泉
腑会	中脘	脉会	太渊
气会	膻中	骨会	大杼
血会	膈俞	髓会	绝骨

2. 临床应用

八会穴均对各自相应的脏腑、组织等病证具有特殊的治疗作用，临床应用时常作为治疗这些病证的主穴。如腑病，可取腑之会穴中脘；骨病，可取骨之会穴大杼；如胸闷、气短，可取气之会穴膻中；筋病，可取筋之会穴阳陵泉等。

十、交会穴

1. 定义

顾名思义，交会穴就是指两条或两条以上经脉相交会的腧穴。其腧穴所归属的一经称为本经，相交会的经称为他经。交会穴主要分布在头面、躯干部。

2. 临床应用

交会穴主要是主治本经和相交会经脉的疾病。如三阴交是足三阴经的交会穴，除治疗本经脾经的疾病外，还治疗肾经和肝经的疾病。

第**7**天
腧穴的定取方法

取穴准确与否，会直接影响治疗效果。所以临床时一定要熟练掌握穴位的定位方法，才能做到取穴准确，确保治疗效果。如何做到取穴准确呢？下面教你四种取穴方法。

一、骨度分寸定位法

骨度分寸定位法，是以体表骨节为主要标志，折量全身各部的长度和宽度，定出分寸用于腧穴定位的方法，也就是说按比例折算成等份，每一等份为一寸。骨度分寸法不分男女老幼，体形的高矮胖瘦，均按比例折算成同等长度和宽度，作为量取腧穴的依据，只有这样才能符合不同体形的人取穴一致性，也就是做到取穴更准确些。

本法首见于《灵枢·骨度》，现代常用的骨度分寸是以该篇所记载的内容为基础，通过长期的医疗实践，进行修正后作为确定腧穴的主要依据，是目前临床上腧穴定位的基本方法，也是最常用的取穴方法。详细骨度分寸列表如下：

表2-8　头面部

起止部位	折量法	度量法	适应部位
前发际正中至后发际正中	12寸	直寸	头部腧穴的纵向取穴
两眉间至前发际正中	3寸	直寸	前额腧穴的纵向取穴
第七颈椎棘突下（大椎）至后发际	3寸	直寸	颈部腧穴纵向取穴
两眉间至第七颈椎棘突下（大椎）	18寸	直寸	头颈部腧穴纵向取穴
前两额发角（头维）之间	9寸	横寸	头前部腧穴的横向取穴
耳后两乳突（完骨）之间	9寸	横寸	颈部及头部腧穴的横向取穴

表2-9　胸腹胁部

起止部位	折量寸	度量法	适应部位
胸骨上窝（天突）至胸剑联合中点（岐骨）	9寸	直寸	胸部腧穴的纵向取穴
胸剑联合中点（岐骨）至脐中	8寸	直寸	上腹部腧穴纵向取穴
脐中至耻骨联合上缘（曲骨）	5寸	直寸	下腹部腧穴纵向取穴
两乳头之间	8寸	横寸	胸部腧穴的横向取穴
腋窝顶端至第十一肋游离端（章门）	12寸	直寸	胁肋部腧穴直寸取穴

表2-10　背腰部

起止部位	折量寸	度量法	适应部位
肩胛骨内缘至后正中线	3寸	横寸	背腰部腧穴横向取穴
肩峰缘至后正线	8寸	横寸	肩背部腧穴横向取穴

表2-11　上肢部

起止部位	折量寸	度量法	适应部位
腋前、后纹头至肘横纹（平肘尖）	9寸	直寸	上臂部的腧穴纵向取穴
肘横纹（平肘尖）至腕掌（背）侧横纹	12寸	直寸	前臂部的腧穴纵向取穴

表2-12　下肢部

起止部位	折量寸	度量法	适应部位
耻骨联合上缘至股骨内上髁上缘	18寸	直寸	大腿部内侧三阴经腧穴纵向取穴
胫骨内侧髁下方至内踝尖	13寸	直寸	胫部三阴经腧穴纵向取穴
股骨大转子至腘横纹	19寸	直寸	大腿部三阴经腧穴纵向取穴
腘横纹至外踝尖	16寸	直寸	胫部三阳经腧穴纵向取穴

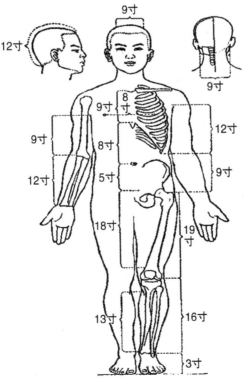

图5　常用骨度分寸示意图

二、体表解剖标志定位法

体表解剖标志定位法，是以人体解剖学的各种体表标志为依据来确定腧穴位置的方法，俗称自然标志定位法。自然标志定位法又分为固定的标志和活动的标志两种。

1．固定的标志

指各部位由骨节和肌肉所形成的突起、凹陷、五官轮廓、发际、指（趾）甲、乳头、肚脐等。由于这些解剖标志固定不移，故经常作为临床取穴的参照物，而且有利于腧穴定位的准确。如取神阙以脐中为标志，脐旁2寸取天枢；两眉中间取印堂；取十二经的井穴多以爪甲为标志；取胸部腧穴以肋间为标志；取阳陵泉以腓骨小头为标志；鼻尖取素髎等。另外，肩胛骨下角平第七胸椎棘突，髂嵴平第四腰椎棘突，肩胛冈平第三胸椎棘突，以此作为定取背腰部腧穴的标志。

2．活动标志法

指各部的关节、肌肉、肌腱、皮肤随着活动而出现的空隙、凹陷、皱纹、尖端等，也就是说采取相应的活动姿势才会出现的标志。如阳溪需拇指翘起时，拇长、短伸肌腱之间的凹陷处；取养老时应掌心对胸，当尺骨茎突之桡侧骨缝中；张口时耳屏与下颌关节之间凹陷处取听宫；下颌角前上方一横指当咀嚼时咬肌隆起，按之凹陷处取颊车等。

三、手指同身寸定位法

手指同身寸定位法，是指依据患者本人手指所规定的分寸来量取腧穴的方法。由于生长相关律的缘故，人类机体的各个部位之间是相互关联而生长发育的。因此，人的手指与身体的其他部位在生长发育过程中，在大小、长度上有相对的比例。这样，选定同一人体的手指的某一部分来作为取穴的长度单位，量取本身其他部位的长度是合理的，也是可行的，故称手指同身寸法。

本法主要有以下几种：

1．中指同身寸

以患者中指中节桡侧两端纹头（拇、中指屈曲成环形）之间的距离作为一寸。此法首见于《备急千金要方》。主要适应于四肢及脊背部作横寸的折量。

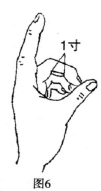

图6

2．拇指同身寸

以患者拇指指关节的宽度作为1寸。

此法也首见于《备急千金要方》。主要适应于一寸间隔的取穴。

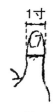

图7

3．横指同身寸（一夫法）

令患者将食指、中指、无名指和小指并拢，以中指中节横纹为标准，其四指的宽度作为3寸。

此法首见于《肘后备急方》。常用于下肢、腹部及背部横寸的折量。

指寸定位法在应用时较为便利，但准确性较差。故在应用时应在骨度分寸的基础上加以运用，不可以指寸折量全身，否则会导致长短失度。明张介宾《图翼》中言："人之长短胖瘦各不相同，而穴之横直寸亦不能一，如今以中指同身寸法一概混用，则人瘦而指长，人肥而指短，岂不谬误？故必因其形而取之，方得其当。"临床取穴应与骨度分寸结合运用。

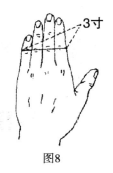

图8

四、简便取穴法

顾名思义，就是临床上一种简便易行的取穴方法。如取列缺，以两手虎口自然平直交叉，食指尽端即是穴；取风市，两手自然下垂贴于大腿两侧，中指尖下是穴；取章门，垂肩两臂下垂，平肘于胁部取章门；取劳宫，握拳，第二、三掌骨之间，中指尖下即是；取百会，两耳角直上连线中点取之。虽然这类取穴方法并不十分精确，但由于腧穴并非针尖大的范围，所以完全可以寻找到较强的感应处，因此是实用的。

十四经腧穴（上）

第**1**天

手太阴肺经腧穴

手太阴肺经走行：起于中焦，下络大肠，回来沿着胃上口，通过横膈膜，属肺，至喉部，横行至胸部外上方（中府穴），出腋下，沿上肢内侧前缘下行，经过肘中（尺泽穴），至腕入寸口，循着大鱼际，直出拇指之端（少商穴）。

分支：从腕后（列缺穴）分出，走向食指桡侧端，出其末端（商阳穴），下接手阳明大肠经。

1. 中府

取法：正坐位，以手叉腰，先取锁骨外端下方凹陷处的云门穴，当云门直下1寸，平第一肋间隙处取之。

主治：咳嗽、哮喘、胸痛。

刺法：向外斜刺或平刺0.5～0.8寸，不可深刺。

小提示：冬病夏治常贴敷此穴。

2. 云门

取法：胸前壁外上方，肩胛骨喙突上方，锁骨下窝凹陷处，距前正中线6寸。

主治：咳嗽、哮喘、胸痛、肩背痛。

刺法：向外斜刺0.5～0.8寸，不可深刺。

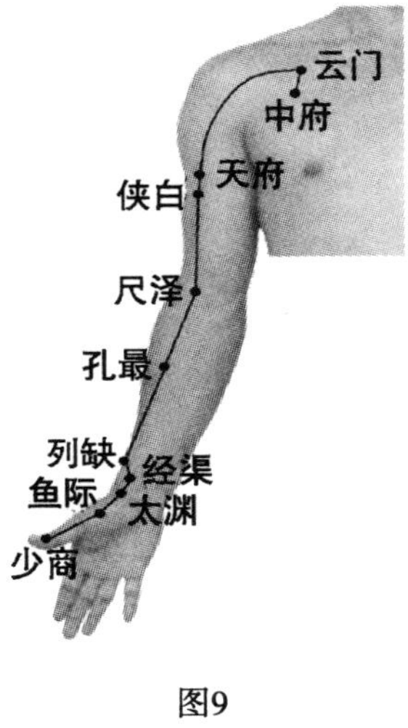

3. 天府

取法：在臂内侧面，肱二头肌桡侧缘，腋前纹头下3寸。

主治：咳嗽、气喘、肩及上肢内侧痛。

刺法：直刺0.5～1寸。

4. 侠白

取法：在臂内侧面，肱二头肌桡侧缘，腋前纹头下4寸。

主治：咳嗽、气喘、肩及上肢内侧痛。

刺法：直刺0.5～1寸。

5. 尺泽

取法：肘横纹中，肱二头肌腱桡侧凹陷处。

图9

主治：咳嗽、哮喘、咳血、咽喉肿痛、肘臂挛痛、急性腹痛腹泻。

刺法：直刺0.5～0.8寸。

小提示：经常在此穴刮痧治疗发热、吐泻。

6．孔最

取法：前臂掌面桡侧，尺泽与太渊连线上，腕横纹上7寸。

主治：咳血、咳嗽、气喘、肘臂挛痛、痔血。

刺法：直刺0.5～1寸。

小提示：此穴治疗血证最有效，擅长治疗咯血。

7．列缺

取法：前臂桡侧缘，桡骨茎突上方，腕横纹上1.5寸，当肱桡肌与拇长展肌腱之间。简便取法：令病人左右两手虎口交叉，一手食指押在另一手的桡骨茎突上，当食指尖到达之凹陷处是穴。

主治：感冒、头痛、项强、咳嗽、气喘、咽喉肿痛。

刺法：向上斜刺0.3～0.5寸。

小提示：头项部疾患可用此穴治疗，《四总穴歌》"头项寻列缺"。

8．经渠

取法：桡骨茎突与桡动脉之间凹陷处，腕横纹上1寸。

主治：咳嗽、气喘、手腕痛、腕管综合征。

刺法：避开桡动脉，直刺0.3～0.5寸。

9．太渊

取法：腕掌横纹桡侧，桡动脉搏动处。

主治：咳嗽、气喘、咽喉肿痛、腕臂痛。

刺法：避开桡动脉，直刺0.3～0.5寸。

10．鱼际

取法：手拇指本节（第一掌指关节）后凹陷处，约当第一掌骨中点桡侧，赤白肉际处。

主治：咳嗽、气喘、咳血、咽喉肿痛、失音。

刺法：直刺0.5～0.8寸。

小提示：蒜泥贴敷此穴治疗咽喉肿痛。

11．少商

取法：手拇指末节桡侧，距指甲角0.1寸。

主治：咽喉肿痛、咳嗽、鼻衄、神志昏迷、癫痫、拇指麻、肿等。

刺法：浅刺0.1～0.2寸，或点刺出血。

小提示：点刺本穴出血治疗咽喉肿痛最有效。

第2天
手阳明大肠经腧穴

手阳明大肠经走行：起于食指末端（商阳穴），沿着食指桡侧缘，经过第一、二掌骨之间（合谷穴），进入两筋（拇长伸肌腱和拇短伸肌腱）之间（阳溪），行于上肢外侧前缘，上肩，至肩关节前缘，向后到第七颈椎棘突下（大椎穴），再向前下行入缺盆，进入胸腔，络肺，向下通过膈肌下行，属大肠。

分支：由缺盆上行，经颈部至面颊，入下齿中，出来挟口两旁，左右交叉于人中，至对侧鼻旁（迎香穴），接于足阳明胃经。

1. 商阳

取法：手食指末节桡侧，距指甲角0.1寸。

主治：咽喉肿痛、牙痛、热病、昏迷、手指麻木。

刺法：浅刺0.1～0.2寸，或点刺出血。

小提示：此穴点刺放血可用于急救、咽喉肿痛。

2. 二间

取穴：食指本节前，桡侧凹陷处。

主治：咽喉肿痛、牙痛、鼻衄、目痛。

刺法：直刺0.2～0.3寸。

小提示：本穴还可用于治疗腰痛。

3. 三间

取法：食指本节后，桡侧凹陷处。

主治：咽喉肿痛、牙痛。

刺法：直刺0.5～0.8寸。

小提示：按压本穴治疗头痛。

4. 合谷

取法：在第一、二掌骨之间，

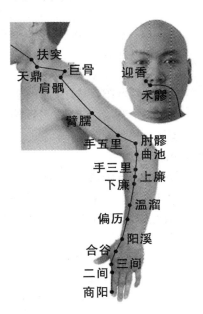

图10

第二掌骨桡侧中点。简便取法：一手拇指指间关节横纹按在另一手指蹼缘，拇指尖处即是。

主治：头痛、牙痛、目赤肿痛、咽喉肿痛、鼻衄、耳聋、痄腮、牙关紧闭、口歪、滞产、经闭、痛经、癫狂、头痛、眩晕、腹痛、便秘、上肢疼痛、麻木、瘫痪。

刺法：直刺0.5～1寸。

小提示：该穴是治疗热病发热及头面五官各种疾病之要穴，《四总穴歌》中将这一功效主治特点归纳为"面口合谷收"。

5. 阳溪

取法：腕背横纹桡侧，拇指上翘时，当拇长伸肌腱和拇短伸肌腱之间的凹陷处。

主治：头痛、目赤肿痛、牙痛、手腕痛。

刺法：直刺0.5～0.8寸。

小提示：蒜泥贴敷本穴治龋齿痛。

6. 偏历

取法：当阳溪与曲池的连线上，腕横纹上3寸。

主治：目赤、耳聋、鼻衄、水肿、手臂酸痛。

刺法：直刺0.5～0.8寸。

7. 温溜

取法：当阳溪与曲池的连线上，腕横纹上5寸。

主治：头痛、面肿、咽喉肿痛、肠鸣腹痛、肩臂酸痛。

刺法：直刺0.5～1寸。

8. 下廉

取法：当阳溪与曲池的连线上，肘横纹下4寸。

主治：头痛、眩晕、目痛、腹胀、腹痛、肘臂痛。

刺法：直刺0.5～1寸。

9. 上廉

取法：当阳溪与曲池的连线上，肘横纹下3寸。

主治：手臂麻木、肩臂酸痛、半身不遂、腹痛、肠鸣。

刺法：直刺0.5～1寸。

10. 手三里

取法：当阳溪与曲池的连线上，肘横纹下2寸。

主治：肩臂麻痛、上肢不遂、腹痛、腹泻。

刺法：直刺0.8～1寸。

小提示：按压此穴可治疗急性腰扭伤、肩背痛。

11. 曲池

取法：肘横纹外侧，屈肘，当尺泽与肱骨外上髁连线的中点。

主治：热病、咽喉肿痛、牙痛、目赤痛、头痛、眩晕、上肢不遂、手臂肿痛、腹痛、吐泻、荨麻疹。

刺法：直刺1~1.5寸。

小提示：本穴降压疗效较好。

12. 肘髎

取法：屈肘，曲池上方1寸，当肱骨边缘处。

主治：肘臂酸痛、麻木、挛急。

刺法：直刺0.5~1寸。

13. 手五里

取法：在臂外侧，当曲池与肩髃连线上，曲池上3寸。

主治：肘臂挛痛。

刺法：直刺0.5~1寸。

14. 臂臑

取法：当曲池与肩髃连线上，曲池上7寸。自然垂臂时在臂外侧，三角肌止点处。

主治：肩臂痛。

刺法：直刺或向上斜刺0.8~1寸。

15. 肩髃

取法：臂外展或向前平伸时，当肩峰前下方凹陷处。

主治：上肢不遂、肩痛不举。

刺法：直刺或向下斜刺0.8~1.5寸。

小提示：按压本穴治疗肩周炎。

16. 巨骨

取法：当锁骨肩峰端与肩胛冈之间的凹陷处。

主治：肩臂挛痛、不遂。

刺法：微斜向外下方刺0.5~1寸。

17. 天鼎

取法：在颈外侧部，胸锁乳突肌后缘，当喉结旁，扶突与缺盆连线的中点。

主治：咽喉肿痛、暴喑。

刺法：直刺0.5~0.8寸。

18. 扶突

取法：在颈外侧部，喉结旁，胸锁乳突肌的前、后缘之间。

主治：咽喉肿痛、暴瘖、咳嗽、气喘。

刺法：直刺0.5～0.8寸。

19．口禾髎

取法：鼻孔外缘直下，平水沟穴。

主治：鼻塞、鼽衄、口㖞、口噤。

刺法：平刺或斜刺0.2～1寸。

20．迎香

取法：鼻翼外缘中点旁，当鼻唇沟中。

主治：鼻塞、鼻出血、口㖞、面痒、眼睑瞤动。

刺法：平刺或斜刺0.3～0.5寸。

小提示：位于鼻旁，是治疗鼻病的要穴。常按本穴可预防冬日感冒。

第**3**天
足阳明胃经腧穴

足阳明胃经走行：起于鼻旁（迎香穴），夹鼻上行，左右二脉交会于鼻根部，旁行入目内眦，与足太阳膀胱经脉相会，下行沿鼻柱外侧入上齿中，回出夹口，环绕口唇，下交承浆，再沿下颌下缘，经过大迎穴，沿下颌角上行过耳前，沿发际至前额。

分支：从大迎前下行到人迎，沿喉咙向下行至大椎，折向前行，入缺盆，深入体腔，下行穿过膈肌，属胃，络脾。

直行支：从缺盆出体表，经乳中（旁开四寸），挟脐两旁（旁开二寸），下行至腹股沟处（气冲穴）。

分支：从胃下口分出，沿腹腔内下行到气冲穴，与直行之脉会合，而后下行于大腿前侧，至膝膑，沿下肢胫骨前缘下行至足背，达足第二趾外侧端（厉兑穴）。

分支：从膝下三寸处（足三里）分出，下行至中趾外侧端。

分支：从足背（冲阳穴）分出，前行至足大趾内侧端（隐白穴），接足太阴脾经。

1. 承泣

取法：瞳孔直下，当眼球与眶下缘之间。

主治：近视、远视、夜盲、视神经萎缩、面瘫、面肌痉挛。

刺法：嘱患者闭目，左手固定眼球，右手持针缓慢直刺0.5～1寸，不宜提插捻转。出针后按压1分钟，注意用力适中。

2. 四白

定位：目正视，瞳孔直下，当眶下孔凹陷处。

主治：目赤肿痛、近视、眼睑瞤动、面痛、口㖞。

刺法：直刺或向下斜刺0.3～0.5寸。

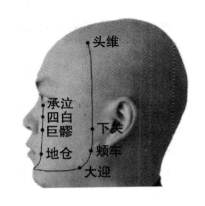

图11

3．巨髎

取法：瞳孔直下，平鼻翼下缘处，当鼻唇沟外侧。

主治：眼睑瞤动、口㖞、面痛、牙痛。

刺法：直刺0.5～0.8寸。

4．地仓

取法：口角外侧，上直瞳孔。

主治：眼睑瞤动、面瘫、流涎。

刺法：斜刺或平刺0.5～0.8寸，或向迎香、颊车方向透刺1～2寸。

5．大迎

取法：在下颌角的前方，咬肌附着部的前缘，当面动脉搏动处。

主治：颊肿、牙痛、口㖞、口噤。

刺法：避开动脉直刺0.3～0.5寸，或向地仓方向刺1～1.5寸。

6．颊车

取法：在面颊部，下颌角前上方约一横指，咀嚼时咬肌隆起，按之最高处。

主治：口㖞、颊肿、牙痛、口噤不语。

刺法：直刺0.3～0.5寸，或向地仓方向透刺1.5～2寸。

7．下关

取法：在面部耳前方，当颧弓与下颌切迹所形成的凹陷中。

主治：耳聋、耳鸣、齿痛、口㖞、面痛、口噤不开。

刺法：直刺或斜刺0.5～1寸。

小提示：按压本穴治疗牙痛。

8．头维

取法：当额角发际上0.5寸，头正中线旁4.5寸。

主治：头痛、眩晕、失眠、目痛、迎风流泪。

刺法：向后斜刺0.5～0.8寸。

9．人迎

取法：在颈部，喉结旁，当胸锁乳突肌的前缘，颈总动脉搏动处。

主治：咽喉肿痛、言语不利、胸满喘息、头痛、眩晕。

刺法：避开动脉直刺0.3～0.8寸。

10．水突

取法：胸锁乳突肌的前缘，当人迎与气舍连线的中点。

主治：咳嗽、哮喘、咽喉肿痛。

刺法：直刺0.3～0.5寸。

11. 气舍

取法：当锁骨内侧端的上缘，胸锁乳突肌的胸骨头与锁骨头之间。

主治：咳嗽、哮喘、呃逆、咽喉肿痛。

刺法：直刺0.3~0.5寸。

12. 缺盆

取法：锁骨上窝中央，距前正中线4寸。

主治：咳嗽、哮喘、咽喉肿痛。

刺法：直刺或向后背横刺0.3~0.5寸，不可深刺以防刺伤胸膜引起气胸。

13. 气户

取法：在胸部，当锁骨中点下缘，距前正中线4寸。

主治：咳嗽、哮喘、胸胁胀满。

刺法：平刺或斜刺0.5~0.8寸。

14. 库房

取法：在胸部，当第一肋间隙，距前正中线4寸。

主治：咳嗽、气逆。

刺法：平刺或斜刺0.5~0.8寸。

15. 屋翳

取法：在胸部，当第二肋间隙，距前正中线4寸。

主治：咳嗽、气喘、胸胁胀满。

刺法：平刺或斜刺0.5~0.8寸。

16. 膺窗

取法：在胸部，当第三肋间隙，距前正中线4寸。

主治：咳嗽、气喘、胸胁胀满。

刺法：平刺或斜刺0.5~0.8寸。

17. 乳中

取法：在胸部，当第四肋间隙，乳头中央，距正中线4寸。

刺法：不针不灸，只作胸部取穴定位标志。

18. 乳根

取法：在胸部，当乳头直下，乳房根部，第五肋间隙，距前正中线4寸。

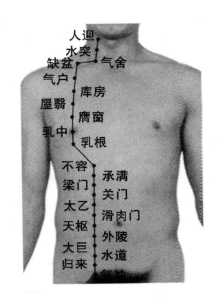

图12

主治：急慢性乳腺炎、乳腺增生、乳汁缺少、咳嗽、哮喘、胸胁胀痛。

刺法：斜刺0.5～0.8寸。

小提示：治疗乳房疾病常以此穴为主。

19．不容

取法：当脐上6寸，距前正中线2寸。

主治：腹痛、腹胀、恶心、呕吐、食欲不振。

刺法：直刺0.5～1寸。不可深刺，以防刺伤肝、胃。

20．承满

取法：当脐上5寸，距前正中线2寸。

主治：腹痛、腹胀、恶心、呕吐、食欲不振。

刺法：直刺0.5～1寸。不可深刺，以防刺伤肝、胃。

21．梁门

取法：当脐上4寸，距前正中线2寸。

主治：腹痛、腹胀、恶心、呕吐、食欲不振。

刺法：直刺0.5～1寸。不可深刺，以防刺伤肝、脾。

22．关门

取法：当脐上3寸，距前正中线2寸。

主治：腹痛、腹胀、肠鸣、泄泻。

刺法：直刺0.5～1寸。

23．太乙

取法：当脐上2寸，距前正中线2寸。

主治：胃痛、心烦。

刺法：直刺0.5～1寸。

24．滑肉门

取法：当脐上1寸，距前正中线2寸。

主治：胃痛、呕吐。

刺法：直刺0.8～1.2寸。

25．天枢

取法：当脐中旁开2寸。

主治：腹胀、肠鸣、腹痛、恶心、呕吐、食欲不振、便秘、泄泻、痢疾、月经不调、痛经。

刺法：直刺1～1.5寸。

小提示：治疗肠道疾患此穴较有效。

26．外陵

取法：当脐下1寸，距前正中线2寸。

主治：腹痛、痛经、疝气。

刺法：直刺1～1.5寸。

27．大巨

取法：当脐下2寸，距前正中线2寸。

主治：小腹胀、小便不利、疝气、遗精，早泄。

刺法：直刺1～1.5寸。

28．水道

取法：当脐下3寸，距前正中线2寸。

主治：小便不利、水肿、痛经、不孕、疝气。

刺法：直刺1～1.5寸。需要注意的是，尿潴留的患者，一定要注意针刺的深度，一般采用斜刺。

小提示：利水作用较好。

29．归来

取法：当脐下4寸，距前正中线2寸。

主治：腹痛、疝气、闭经、月经不调、阴挺、带下。

刺法：直刺1～1.5寸。

小提示：古人用此穴治疗闭经较多。

30．气冲

取法：当脐下5寸，距前正中线2寸。

主治：腹痛、阳痿、疝气、月经不调、不孕。

刺法：直刺0.5～1寸。

31．髀关

取法：大腿前面，当髂前上棘与髌底外侧端的连线上，屈股时，平会阴，居缝匠肌外侧凹陷处。

主治：下肢痿痹、腰膝冷痛。

刺法：直刺1～2寸。

32．伏兔

取法：大腿前面，当髂前上棘与髌底外侧端的连线上，髌底上6寸。

主治：腰膝冷痛、下肢活动不利。

刺法：直刺1～2寸。

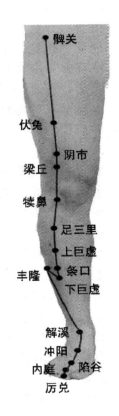

图13

33．阴市

取法：大腿前面，当髂前上棘与髌底外侧端的连线上，髌底上3寸。

主治：腰膝酸软、屈伸不利。

刺法：直刺1～1.5寸。

34．梁丘

取法：大腿前面，当髂前上棘与髌底外侧端的连线上，髌底上2寸。

主治：急性胃痛、乳痈、膝关节肿痛、下肢不遂。

刺法：直刺1～1.5寸。

小提示：按压此穴治疗急性胃肠痉挛有效。

35．犊鼻

取法：屈膝，在膝部，髌骨与髌韧带外侧凹陷处。

主治：膝肿痛。

刺法：屈膝90度，向后内斜刺1～1.5寸。

36．足三里

取法：当犊鼻下3寸，距胫骨前缘一横指。

主治：胃痛、呕吐、噎膈、呃逆、腹胀腹痛、肠鸣、消化不良、泄泻、便秘、痢疾、乳腺炎、虚劳羸瘦、咳嗽气喘、心悸气短、头晕、失眠、膝痛、下肢痿弱无力、水肿、防病保健。

刺法：直刺1～2寸。

小提示：此治疗胃肠疾病常用，另外保健作用好。每天按揉或敲打此穴即有保健作用。

37．上巨虚

取法：当犊鼻下6寸，距胫骨前缘一横指。

主治：腹痛、阑尾炎、泄泻、便秘、下肢痿弱疼痛。

刺法：直刺1～1.5寸。

38．条口

取法：当犊鼻下8寸，距胫骨前缘一横指。

主治：下肢痿痹、转筋、肩周炎（条口透承山）。

刺法：直刺1～2寸。

小提示：条口透承山治疗肩周炎效果好。

39．下巨虚

取法：当犊鼻下9寸，距胫骨前缘一横指

主治：泄泻、便秘、下肢痿痹

刺法：直刺1～1.5寸。

40．丰隆

取法：当外踝尖上8寸，条口外，距胫骨前缘二横指。

主治：咳嗽、痰多、哮喘、头痛、眩晕、癫证、狂证、痫证、下肢痿痹。

刺法：直刺1～1.5寸。

小提示：此穴擅长祛痰和减肥。

41．解溪

取法：在足背与小腿交界处的横纹中央凹陷处，当拇长伸肌腱和趾长伸肌腱之间。

主治：头痛、眩晕、腹胀便秘、下肢痿痹、足下垂。

刺法：直刺0.5～1寸。

小提示：治足下垂效果明显。

42．冲阳

取法：在足背最高处，当拇长伸肌腱和趾长伸肌腱之间，足背动脉搏动处。

主治：胃痛、腹胀、足背肿痛、足痿无力。

刺法：避开动脉，直刺0.3～0.5寸。

43．陷谷

取法：当第二、三跖骨结合部前方凹陷处。

主治：足背肿痛、足痿无力。

刺法：直刺0.3～0.5寸

44．内庭

取法：当第二、三趾间，趾蹼缘后方赤白肉际处。

主治：齿痛、咽喉肿痛、面瘫，热病、腹痛、腹胀、便秘、泄泻、足背肿痛。

刺法：直刺或向上斜刺0.5～1寸。

45．厉兑

取法：足第二趾末节外侧，距趾甲角0.1寸。

主治：齿痛、口喎、咽喉肿痛、足背肿痛、癫狂。

刺法：浅刺0.1～0.2寸，或用三棱针点刺出血。

第**4**天

足太阴脾经腧穴

足太阴脾经走行：起于足大趾内侧端（隐白穴），沿内侧赤白肉际，下行过内踝前，沿小腿内侧正中上行，在内踝上八寸处，交出足厥阴肝经之前，上行沿膝和大腿内侧前缘，进入腹，属脾，络胃，通过膈肌，夹食道，联系舌根，散布于舌下。

分支：从胃分出，上行过横膈，注入心中，接手少阴心经。

脾之大络：穴名大包，位于渊腋穴下三寸，分布于胸胁。

1．隐白

取法：在足大趾末节内侧，距趾甲角0.1寸。

主治：月经过多、崩漏、腹胀、癫狂。

刺法：浅刺0.1～0.2寸，或用三棱针点刺出血。

2．大都

取法：在足内侧缘，当足大趾本节（第1跖趾关节）前下方赤白肉际凹陷处。

主治：腹胀、胃痛、泄泻、便秘。

刺法：直刺0.3～0.5寸。

3．太白

取法：在足内侧缘，当足大趾本节（第1趾跖关节）后下方赤白肉际凹陷处。

主治：胃痛、胃胀、消化不良、腹胀、便秘、泻泄。

刺法：直刺0.3～0.5寸。

4．公孙

取法：在足内侧缘，当第1跖骨基底的前下方。

主治：胃痛、胃胀、呕吐、泻泄、便秘、消化不良、腹痛、心痛，胸闷。

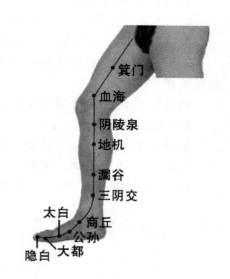

图14

刺法：直刺0.5～0.8寸，深刺可透涌泉。

小提示：常与内关配伍治疗胃、心、胸病证。

5. 商丘

取法：在足内踝前下方凹陷中，当舟骨结节与内踝尖连线的中点处。

主治：腹胀、泄泻、便秘、痔疮、足踝肿痛。

刺法：直刺0.3～0.5寸。

6. 三阴交

取法：在小腿内侧，当足内踝尖上3寸，胫骨内侧缘后方。

主治：月经不调、崩漏、带下、阴挺、经闭、难产、产后血晕、恶露不尽、不孕、遗精、阳痿、阴茎痛、疝气、小便不利、遗尿、消肿、腹胀、肠鸣、泄泻、便秘、下肢痿痹、失眠、眩晕。

刺法：直刺0.5～1寸。

小提示：与肝脾肾联系密切，故治疗肝脾肾病证。

7. 漏谷

取法：在小腿内侧，当内踝尖与阴陵泉的连线上，距内踝尖6寸，胫骨内侧缘后方。

主治：腹胀、肠鸣、小便不利、遗精、下肢痿痹。

刺法：直刺1～1.5寸。

8. 地机

取法：在小腿内侧，当内踝尖与阴陵泉的连线上，阴陵泉下3寸。

主治：腹胀、腹痛、泄泻、水肿、小便不利、月经不调、痛经、遗精、下肢痿痹。

刺法：直刺1～1.5寸。

小提示：单压此穴治疗痛经效果明显。

9. 阴陵泉

取法：在小腿内侧，当胫骨内侧髁后下方凹陷处。

主治：腹胀、水肿、黄疸、泄泻、小便不利或失禁、带下、遗精、膝痛。

刺法：直刺1～2寸。

10. 血海

取法：屈膝，在大腿内侧，髌底内侧端上2寸，当股四头肌内侧头的隆起处。

主治：月经不调、经闭、崩漏、湿疹、荨麻疹、皮肤瘙痒症。

刺法：直刺1～2.5寸。

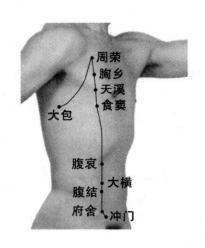

图30

11.箕门

取法：在大腿内侧，当血海与冲门连线上，血海上6寸。

主治：小便不通、遗尿。

刺法：直刺0.5～1寸。

12.冲门

取法：在腹股沟外侧，距耻骨联合上缘中点3.5寸，当髂外动脉搏动外的外侧。

主治：腹痛、崩漏、带下、疝气。

刺法：避开动脉，直刺0.5～1寸。

13.府舍

取法：在下腹部，当脐中下4寸，冲门上方0.7寸，距前正中线4寸。

主治：腹痛、疝气。

刺法：直刺1～1.5寸。

14.腹结

取法：在下腹部，大横下1.3寸，距前正中线4寸。

主治：腹痛、泄泻、便秘、疝气。

刺法：直刺1～1.5寸。

15.大横

取法：在腹中部，距脐中4寸。

主治：腹痛、泄泻、便秘。

刺法：直刺1～1.5寸。

小提示：减肥常用本穴。

16.腹哀

取法：在上腹部，当脐中上3寸，距前正中线4寸。

主治：腹痛、泄泻、便秘、消化不良。

刺法：直刺1～1.5寸。

17.食窦

取法：在胸外侧部，当第5肋间隙，距前正中线6寸。

主治：腹胀、翻胃、食入即吐、胸胁胀痛。

刺法：向外斜刺或平刺0.5～0.8寸。切勿深刺，以防气胸。

18.天溪

取法：当第4肋间隙，距前正中线6寸。

主治：乳痈、乳汁少。

刺法：向外斜刺或平刺0.5～0.8寸。切勿深刺，以防气胸。

19．胸乡

取法：当第3肋间隙，距前正中线6寸。

主治：乳痈、乳汁少。

刺法：向外斜刺或平刺0.5～0.8寸。切勿深刺，以防气胸。

19．周荣

取法：当第2肋间隙，距前正中线6寸。

主治：乳痈、乳汁少。

刺法：向外斜刺或平刺0.5～0.8寸。切勿深刺，以防气胸。

21．大包

取法：当腋中线上，当第6肋间隙。

主治：　胸胁痛。

刺法：向外斜刺或平刺0.5～0.8寸。切勿深刺，以防气胸。

第5天
手少阴心经腧穴

手少阴心经走行：起于心中，属心系，下膈，络小肠。

分支：从心系分出，挟食道上行，连于目系。

直行支：从心系直行上肺，出腋下（极泉穴），沿上肢内侧后缘，过肘中，经掌后豌豆骨进入掌中，沿小指桡侧，出小指桡侧端（少冲穴），接手太阳小肠经。

1. 极泉

取法：在腋窝顶点，腋动脉搏动处。

主治：心痛、心悸、胸闷气短、胁肋疼痛、肩臂疼痛、上肢不用。

刺法：上臂外展，避开腋动脉，直刺0.5～0.8寸。

2. 青灵

取法：在臂内侧，当极泉与少海的连线上，肘横纹上3寸，肱二头肌的内侧沟中。

主治：肩臂疼痛。

刺法：直刺0.5～1寸。

3. 少海

取法：屈肘，在肘横纹内侧端与肱骨内上髁连线的中点处。

主治：心痛、肘臂挛痛麻木、手颤。

刺法：直刺0.5～1寸。

4. 灵道

取法：在前臂掌侧，当尺侧腕屈肌腱的桡侧缘，腕横纹上1.5寸。

主治：心痛、心悸、肘臂挛痛、手指麻木。

刺法：直刺0.3～0.5寸。

5. 通里

取法：在前臂掌侧，当尺侧腕

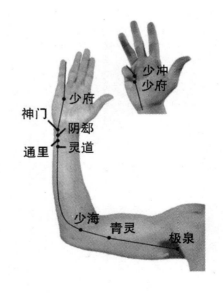

图16

屈肌腱的桡侧缘，腕横纹上1寸。

  主治：暴喑、舌强不语、心悸、怔忡、腕臂痛。

  刺法：直刺0.3～0.5寸。

  小提示：此穴治疗小儿遗尿有效。

6. 阴郄

  取法：在前臂掌侧，当尺侧腕屈肌腱的桡侧缘，腕横纹上0.5寸。

  主治：盗汗、心痛、惊悸。

  刺法：避开尺动静脉，直刺0.3～0.5寸。

7. 神门

  取法：在腕部，腕掌侧横纹尺侧端，尺侧腕屈肌腱的桡侧凹陷处。

  主治：失眠、健忘、痴呆、心痛、心烦、惊悸。

  刺法：避开尺动静脉，直刺0.3～0.5寸。

8. 少府

  取法：在手掌面，第4、5掌骨之间，握拳时，当小指尖处。

  主治：心悸、胸痛、小指挛痛、掌中热。

  刺法：直刺0.3～0.5寸。

  小提示：按揉此穴降心火。

9. 少冲

  取法：在手小指末节桡侧，距指甲角0.1寸。

  主治：心悸、心痛、昏迷。

  刺法：浅刺0.1～0.2寸，或点刺出血。

第6天
手太阳小肠经腧穴

手太阳小肠经走行：起于小指外侧末端（少泽穴），沿手背、上肢外侧后缘，过肘部，上行达肩关节后，绕肩胛，交肩（大椎穴），前行入缺盆，深入体腔，络心，沿食道，穿过膈肌，到达胃部，下行，属小肠。

分支：从缺盆上行，沿颈部上行到面颊，至目外眦，转入耳中（听宫穴）。

分支：从面颊分出，走至目内眦（睛明穴），接足太阳膀胱经。

1．少泽
取法：在手小指末节尺侧，距指甲角0.1寸。

主治：头痛、目翳、咽喉肿痛、耳鸣、耳聋、乳痈、乳汁少、昏迷。

刺法：直刺0.1～0.2寸，或点刺出血。

小提示：此穴通乳效果明显。

2．前谷
取法：在手尺侧，微握拳，当小指本节（第五掌指关节）前的掌指横纹头赤白肉际。

主治：头痛、目痛、耳鸣。

刺法：直刺0.2～0.3寸。

3．后溪
取法：在手掌尺侧，微握拳，当小指本节(第5掌指关节)后的远侧掌横纹头赤白肉际。

主治：手指麻木疼痛、目赤肿痛、耳聋、咽喉肿痛、肘臂挛急疼痛、颈项痛、落枕、癫痫、狂症、腰背痛。

刺法：直刺0.5～0.8寸，或向合谷方向透刺。

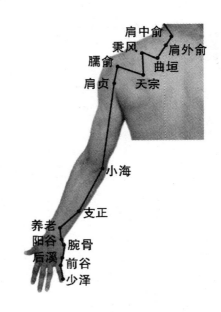

图17

小提示：治疗急性扭伤常用此穴。

4．腕骨

取法：在手掌尺侧，当第5掌骨基底与钩骨之间的凹陷处，赤白肉际。

主治：腕臂挛急、头痛、项强、耳鸣、目翳、消渴。

刺法：直刺0.3～0.5寸。

5．阳谷

取法：在手腕尺侧，当尺骨茎突与三角骨之间的凹陷处。

主治：腕痛、齿痛、头痛目眩、耳鸣、耳聋。

刺法：直刺0.3～0.5寸。

6．养老

取法：在前臂背面尺侧，当尺骨小头近端桡侧凹陷中。

主治：肩臂酸痛、项强、目视不明。

刺法：直刺0.5～0.8寸。

7．支正

取法：在前臂背面尺侧，当阳谷与小海的连线上，腕横纹上5寸。

主治：头痛、目眩、项强、肘臂酸痛。

刺法：直刺0.5～0.8寸。

8．小海

取法：在肘内侧，当尺骨鹰嘴与肱骨内上髁之间凹陷处。

主治：肘臂疼痛、上肢不用。

刺法：直刺0.3～0.5寸。

9．肩贞

取法：在肩关节后下方，臂内收时，腋后纹头上1寸。

主治：肩背疼痛、手臂麻痛。

刺法：向外斜刺1～1.5寸，或向前腋缝方向透刺。

小提示：本穴与肩髃、肩前称为"肩三针"，治疗肩周炎常用。

10．臑俞

取法：在肩部，当腋后纹头直上，肩胛冈下缘凹陷处。

主治：肩臂疼痛。

刺法：向前直刺1～1.2寸。

11．天宗

取法：在肩胛部，当冈下窝中央凹陷处，与第4胸椎相平。

主治：肩胛疼痛、乳痛。

刺法：直刺或斜刺0.5～0.1寸。

小提示：紧按本穴治疗肩背痛效果明显。

12．秉风

取法：在肩胛部，冈上窝中央，天宗直上，举臂有凹陷处。

主治：肩胛疼痛、手臂酸麻。

刺法：直刺0.5～0.8寸。

13．曲垣

取法：在肩胛部，冈上窝内侧端，当臑俞与第2胸椎棘突连线的中点处。

主治：项背肩胛疼痛。

刺法：直刺或向外下方斜刺0.5～0.8寸。

14．肩外俞

取法：在背部，当第1胸椎棘突下，旁开3寸。

主治：肩背疼痛、颈项强急。

刺法：向外斜刺0.5～0.8寸。

15．肩中俞

取法：在背部，当第7颈椎棘突下，旁开2寸。

主治：咳嗽、气喘、肩背疼痛。

刺法：直刺或向外斜刺0.5～0.8寸。

16．天窗

取法：在颈外侧部，胸锁乳突肌的后缘，扶突后，与喉结相平。

主治：耳鸣、耳聋、咽喉肿痛、暴喑、颈项强痛。

刺法：直刺或向下斜刺0.5～1寸。

17．天容

取法：在颈外侧部，当下颌角的后方，胸锁乳突肌的前缘凹陷中。

主治：耳鸣、耳聋、咽喉肿痛、颈项肿痛。

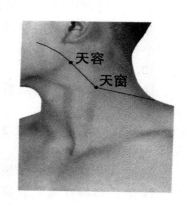

刺法：直刺0.5～1寸。

18．颧髎

取法：在面部，目外眦直下，颧骨下缘凹陷处。

主治：口㖞、眼睑𥆧动、牙痛、面痛。

刺法：直刺0.3～0.5寸或斜刺0.5～1寸。

图18

19．听宫

取法：耳屏前，下颌骨髁状突的后方，张口时呈凹陷处。

主治：耳鸣、耳聋、聤耳、牙痛。

刺法：张口，直刺0.5～1寸。

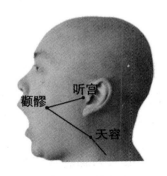

图19

第7天
足太阳膀胱经腧穴

足太阳膀胱经走行：起于目内眦（睛明穴），经额上行，左右脉交会于头顶部（百会穴）。

分支：从头顶部分出，下行至耳上角。

直行支：从头顶部分别向后行至枕骨处，进入颅内，络脑，复出于外，分别下项（天柱穴），下行会大椎，沿肩胛内侧，脊柱旁（一寸五分），抵腰，络肾，属膀胱。

分支：从腰部分出，沿脊柱两旁下行，穿过臀部，从大腿后侧外缘下行至腘窝中（委中穴）。

分支：从项部分出下行，沿肩胛内侧，从（附分穴）挟脊（脊柱旁开三寸）下行至髋关节，经大腿后侧至腘中与前一支脉会合后继续下行，穿过腓肠肌，向外下至足外踝后，沿足背外侧至小趾外侧端（至阴穴），接足少阴肾经。

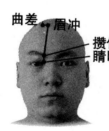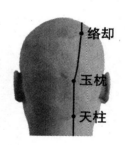

图20

1．睛明

取法：在面部，目内眦稍上方凹陷中。

主治：近视、远视、白内障、夜盲、色盲、目赤肿痛、迎风流泪。

刺法：嘱患者闭目，医者用押手固定眼球，刺手持针缓慢进针0.5～1寸，不宜提插捻转，出针后按压针孔1分钟，注意用力适中。

小提示：此穴为眼科常用要穴。

2．攒竹

取法：在面部，当眉头陷中，眶上切迹处。

主治：头痛、眉棱骨痛、目视不明、目赤肿痛、眼睑瞤动、眼睑下垂、迎风流泪、面瘫、面痛、打嗝。

刺法：平刺0.5～0.8寸。

小提示：按压本穴治疗打嗝。

3. 眉冲

取法：当攒竹直上入发际0.5寸，神庭与曲差连线之间。

主治：头痛、眩晕、鼻塞。

刺法：平刺0.5～1寸。

4. 曲差

取法：在头部，当前发际正中直上0.5寸，旁开1.5寸。

主治：头痛、目视不明、鼻塞、鼻衄。

刺法：平刺0.5～1寸。

5. 五处

取法：在头部，当前发际正中直上1寸，旁开1.5寸。

主治：头痛、眩晕、目视不明。

刺法：平刺0.5～1寸。

6. 承光。

取法：在头部，当前发际正中直上2.5寸，旁开1.5寸。

主治：头痛、眩晕、癫痫、目视不明、鼻塞。

刺法：平刺0.5～1寸。

7. 通天

取法：在头部，当前发际正中直上4寸，旁开1.5寸。

主治：鼻塞、鼻渊、鼻衄、头痛、眩晕。

刺法：平刺0.5～1寸。

8. 络却

取法：在头部，当前发际正中直上5.5寸，旁开1.5寸。

主治：头痛、眩晕、鼻塞、耳鸣、目视不明。

刺法：平刺0.3～0.5寸。

9. 玉枕

取法：在后头部，当后发际正中直上2.5寸，旁开1.3寸，平枕外隆凸上缘的凹陷处。

主治：头项痛、目痛、目视不明、鼻塞。

刺法：平刺0.3～0.5寸。

10. 天柱

取法：在项部，斜方肌外缘之后发际凹陷中，约当后发际正中旁开

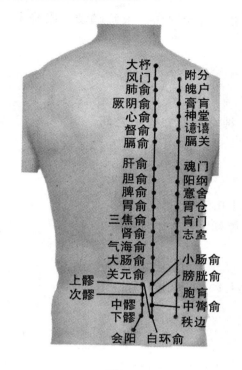

图21

1.3寸。

主治：头痛、眩晕、项强、肩背痛、目痛、鼻塞。

刺法：直刺0.5～0.8寸，不可向内上方深刺。

11．大杼

取法：当第1胸椎棘突下，旁开1.5寸。

主治：咳嗽、发热、颈项痛、肩背痛。

刺法：斜刺0.5～0.8寸。

12．风门

取法：当第2胸椎棘突下，旁开1.5寸。

主治：伤风、咳嗽、发热、头痛、项强、肩背痛。

刺法：斜刺0.5～0.8寸。

小提示：常按揉本穴预防感冒。

13．肺俞

取法：当第3胸椎棘突下，旁开1.5寸。

主治：咳嗽、气喘、咳血、鼻塞、骨蒸潮热、盗汗、皮肤瘙痒、瘾疹。

刺法：斜刺0.5～0.8寸。

小提示：冬病夏治时常贴此穴，此穴为肺脏之气输注之处，擅长治疗肺病及呼吸道方面的疾病。

14．厥阴俞

取法：当第4胸椎棘突下，旁开1.5寸。

主治：心痛、心悸、咳嗽、胸闷、呕吐。

刺法：斜刺0.5～0.8寸。

15．心俞

取法：当第5胸椎棘突下，旁开1.5寸。

主治：心痛、心悸、心烦、失眠、健忘、癫狂痫、咳嗽、吐血、盗汗。

刺法：斜刺0.5～0.8寸。

小提示：擅长治疗心脏方面的疾病。

16．督俞

取法：当第6胸椎棘突下，旁开1.5寸。

主治：心痛、胸闷、气喘、胃痛、腹痛、腹胀、呃逆。

刺法：斜刺0.5～0.8寸。

17．膈俞

取法：当第7胸椎棘突下，旁开1.5寸。

主治：咯血、吐血、便血、血虚、血热、胃痛、呕吐、呃逆、饮食不下、咳嗽、气喘、潮热、盗汗、瘾疹。

刺法：斜刺0.5～0.8寸。

小提示：按压本穴治疗打嗝。

18．肝俞

取法：当第9胸椎棘突下，旁开1.5寸。

主治：黄疸、胁痛、目赤、目视不明、夜盲、吐血、衄血、眩晕、癫狂痫。

刺法：斜刺0.5～0.8寸。

19．胆俞

取法：当第10胸椎棘突下，旁开1.5寸。

主治：急慢性胆囊炎、胆结石、黄疸、口苦、呕吐、食不化、胁痛。

刺法：斜刺0.5～0.8寸。

小提示：胆绞痛时用力按压此穴迅速缓解疼痛。

20．脾俞

取法：当第11胸椎棘突下，旁开1.5寸。

主治：腹胀、腹痛、纳呆、呕吐、泄泻、痢疾、水肿、黄疸、背痛。

刺法：斜刺0.5～0.8寸。

21．胃俞

取法：当第12胸椎棘突下，旁开1.5寸。

主治：胃脘痛、呕吐、腹胀、肠鸣。

刺法：直刺0.5～0.8寸。

22．三焦俞

取法：当第1腰椎棘突下，旁开1.5寸。

主治：水肿、小便不利、腹胀、肠鸣、泄泻、痢疾、腰背强痛。

刺法：直刺0.5～1寸。

23．肾俞

取法：当第2腰椎棘突下，旁开1.5寸。

主治：遗精、阳痿、月经不调、水肿、小便不利、耳鸣、耳聋、气喘、腰痛。

刺法：直刺0.5～1寸。

24．气海俞

取法：当第3腰椎棘突下，旁开1.5寸。

主治：腰痛、痛经、腹胀、肠鸣。

刺法：直刺0.5～1寸。

25．大肠俞

取法：当第4腰椎棘突下，旁开1.5寸。

主治：腰痛、腹胀、泄泻、便秘、痢疾、痔疮。

刺法：直刺0.5～1.2寸。

26．关元俞

取法：第5腰椎棘突下，旁开1.5寸。

主治：腹胀、泄泻、小便频数或不利、遗尿、腰痛。

刺法：直刺0.5～1.2寸。

27．小肠俞

取法：当骶正中嵴旁开1.5寸，平第1骶后孔。

主治：遗精、遗尿、尿血、带下、疝气、腹痛、泄泻、痢疾、腰痛。

刺法：直刺0.8～1.2寸。

28．膀胱俞

取法：当骶正中嵴旁开1.5寸，平第2骶后孔。

主治：小便不利、尿频、遗尿、泄泻、便秘、腰脊强痛。

刺法：直刺0.8～1.2寸。

29．中膂俞

取法：当骶正中嵴旁开1.5寸，平第3骶后孔。

主治：痢疾、疝气、腰脊强痛。

刺法：直刺0.8～1.2寸。

30．白环俞

取法：当骶正中嵴旁开1.5寸，平第4骶后孔。

主治：遗精、带下、月经不调、遗尿、疝气、腰骶疼痛。

刺法：直刺0.8～1.2寸。

31．上髎

取法：在骶部，当髂后上棘与后正中线之间，适对第1骶后孔。

主治：月经不调、痛经、遗尿、阳痿、便秘、腰骶疼痛。

刺法：直刺1～1.5寸。

32．次髎

取法：在骶部，当髂后上棘与后正中线之间，适对第2骶后孔。

主治：痛经、月经不调、遗尿、阳痿、便秘、腰骶疼痛。

刺法：直刺1～1.5寸。

小提示：本穴治腰骶部疼痛及痛经效果明显。

33．中髎

取法：在骶部，当髂后上棘与后正中线之间，适对第3骶后孔。

主治：腰骶疼痛、小便不利、泄泻、便秘、遗精、阳痿、月经不调、带下。

刺法：直刺1～1.5寸。

34．下髎

取法：在骶部，当髂后上棘与后正中线之间，适对第4骶后孔。

主治：泄泻、便秘、腰骶疼痛、遗精、阳萎、月经不调、带下、小便不利。

刺法：直刺1～1.5寸。

35．会阳

取法：在骶部，尾骨端旁开0.5寸。

主治：泄泻、痢疾、痔疮、阳痿、带下。

刺法：直刺0.8～1.2寸。

36．承扶

取法：在大腿后面，臀下横纹的中点。

主治：腰腿痛、下肢痿痹、痔疾。

刺法：直刺1～2.5寸。

37．殷门

取法：在大腿后面，承扶与委中的连线上，承扶下6寸。

主治：腰腿痛，下肢痿痹。

刺法：直刺1～2寸。

38．浮郄

取法：在腘横纹外侧端，委阳上1寸，股二头肌腱的内侧。

主治：膝腘痛麻挛急、便秘。

刺法：直刺1～1.5寸。

39．委阳

取法：在腘横纹外侧端，当股二头肌腱

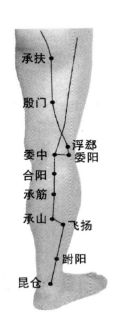

图22

的内侧。

主治：水肿、小便不利、腰脊强痛、下肢挛痛。

刺法：直刺1~1.5寸。

40．委中

取法：在腘横纹中点，当股二头肌腱与半腱肌腱的中间。

主治：腰痛、下肢痿痹、腹痛、吐泻、小便不利、遗尿、丹毒、瘾疹、皮肤瘙痒、疔疮。

刺法：直刺1~1.5寸，或点刺出血。

小提示：《四总穴歌》"腰背委中求"。点刺出血或刮痧治疗急性腰痛效果好。

41．附分

取法：当第2胸椎棘突下，旁开3寸。

主治：颈项强痛、肩背拘急、肘臂麻木。

刺法：斜刺0.5~0.8寸。

42．魄户

取法：当第3胸椎棘突下，旁开3寸。

主治：咳嗽、气喘、咳血、肩背痛、项强。

刺法：斜刺0.5~0.8寸。

43．膏肓

取法：当第4胸椎棘突下，旁开3寸。

主治：咳嗽、气喘、肺痨、盗汗、健忘、遗精、虚劳、羸瘦。

刺法：斜刺0.5~0.8寸。

小提示：冬病夏治敷贴常用本穴，另外本穴擅长补益气血。

44．神堂

取法：当第5胸椎棘突下，旁开3寸。

主治：心痛、心悸、背痛、咳嗽、气喘、胸闷。

刺法：斜刺0.5~0.8寸。

45．谚语

取法：当第6胸椎棘突下，旁开3寸

主治：咳嗽、气喘；肩背痛

刺法：斜刺0.5~0.8寸

46．膈关

取法：当第7胸椎棘突下，旁开3寸。

主治：呕吐、呃逆、嗳气、食不下、脊背强痛。

刺法：斜刺0.5~0.8寸。

47．魂门

取法：当第9胸椎棘突下，旁开3寸。

主治：黄疸、胸胁痛、呕吐泄泻、背痛。

刺法：斜刺0.5～0.8寸。

48．阳纲

取法：当第10胸椎棘突下，旁开3寸。

主治：黄疸、消渴、肠鸣、泄泻、腹痛。

刺法：斜刺0.5～0.8寸。

49．意舍

取法：当第11胸椎棘突下，旁开3寸。

主治：腹胀、肠鸣、泄泻、呕吐。

刺法：斜刺0.5～0.8寸。

50．胃仓

取法：当第12胸椎棘突下，旁开3寸。

主治：胃脘痛、腹胀、小儿食积、水肿。

刺法：斜刺0.5～0.8寸。

51．肓门

取法：当第1腰椎棘突下，旁开3寸。

主治：腹痛、痞块、便秘。

刺法：斜刺0.5～0.8寸。

52．志室

取法：当第2腰椎棘突下，旁开3寸。

主治：遗精、阳痿、痛经、月经不调、小便不利、腰脊强痛。

刺法：直刺0.5～1寸。

小提示：常按揉本穴增强肾功能。

53．胞肓

取法：在臀部，平第二骶后孔，骶正中嵴旁开3寸。

主治：小便不利、便秘、肠鸣、腹胀、腰脊痛。

刺法：直刺0.8～1.2寸。

54．秩边

取法：平第四骶后孔，骶正中嵴旁开3寸。

主治：腰腿痛、下肢痿痹、痔疾、便秘、小便不利、阴痛。

刺法：直刺1.5～3寸。

55．合阳

取法：在小腿后面，当委中与承山的连线上，委中下2寸。

主治：腰脊强痛、下肢痿痹、疝气、崩漏。

刺法：直刺1~2寸。

56．承筋

取法：在小腿后面，当委中与承山的连线上，腓肠肌肌腹中央，委中下5寸。

主治：腰腿痛、痔疾。

刺法：直刺0.5~1寸。

57．承山

取法：在小腿后面正中，委中与昆仑之间，当伸直小腿或足跟上提时，腓肠肌肌腹下出现尖角凹陷处。

主治：痔疾、便秘、腰腿疼痛。

刺法：直刺1~2寸。

小提示：按揉本穴治疗痔疮术后疼痛有效。

59．飞扬

取法：在小腿后面，当外踝后，昆仑穴直上7寸，承山外下方1寸。

主治：腰背痛、腿软无力、头痛、目眩、鼻塞、痔疾。

刺法：直刺1~1.5寸。

60．跗阳

取法：在小腿后面，当外踝后，昆仑穴直上3寸。

主治：头痛、头重、腰腿痛、下肢痿痹。

刺法：直刺0.8~1.2寸。

61．昆仑

取法：在足外踝后方，当外踝尖与跟腱之间凹陷处。

主治：头痛、目眩、项强、鼻衄、腰痛、足跟肿痛、难产。

刺法：直刺0.5~0.8寸。

小提示：按揉本穴治疗颈椎不适。

62．仆参

取法：当足外侧部，外踝后下方，昆仑穴直下，跟骨外侧，赤白肉际处。

主治：下肢痿痹、足跟痛。

刺法：直刺0.3~0.5寸。

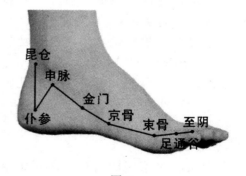

图23

62．申脉

取法：在足外侧部，外踝直下方凹陷中。

主治：头痛、眩晕、失眠、嗜卧、癫狂痫、目赤肿痛、眼睑下垂、腰腿痛、足外翻。

刺法：直刺0.3～0.5寸。

小提示：常与照海配伍治疗失眠。

63．金门

取法：在足外侧，当外踝前缘直下，骰骨下缘处。

主治：头痛、癫痫、小儿惊风、腰痛、下肢痹痛、外踝肿痛。

刺法：直刺0.3～0.5寸。

64．京骨

取法：第五跖骨粗隆下方，赤白肉际处。

主治：头痛、项强、目眩、癫狂、腰腿痛。

刺法：直刺0.2～0.5寸。

65．束骨

取法：足小趾本节的后方，赤白肉际处。

主治：头痛、项强、目眩、癫狂、腰腿痛。

刺法：直刺0.2～0.5寸。

66．足通谷

取法：中足小趾本节的前方，赤白肉际处。

主治：头痛、项强、目眩、鼻衄。

刺法：直刺0.2～0.3寸。

67．至阴

取法：足小趾末节外侧，距趾甲角0.1寸。

主治：胎位不正、难产、胞衣不下、头痛、目痛、鼻塞、鼻衄。

刺法：浅刺0.1～0.3寸，或点刺出血，胎位不正用灸法。

小提示：矫正胎位最有效。

十四经腧穴（下）

第1天
足少阴肾经腧穴

足少阴肾经走行：起于足小趾之下，斜走足心（涌泉穴），出行于舟骨粗隆之下，至内踝后，下入足跟，向上沿小腿内侧后缘，至腘内侧，上大腿内侧后缘，入脊内，属肾，络膀胱。

直行支：从肾上行，通过肝、膈，入肺，沿喉咙，夹舌根。

分支：从肺中分出，联络心，注于胸中，接手厥阴心包经。

1. 涌泉

取法：在足底部，卷足时足前部凹陷处，约当第二、三趾缝纹头端与足跟连线的前1/3与后2/3交点上。

主治：癫狂痫、失眠、健忘、眩晕、小儿惊风、大便不通、小便不利、咽喉肿痛、口干舌燥、失音、腰痛、足心发热。

刺法：直刺0.5～1寸。

小提示：经常搓揉本穴有强壮保健作用。

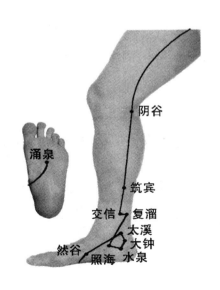

图30

2. 然谷

取法：在足内侧缘，足舟骨粗隆下方，赤白肉际。

主治：月经不调、阴挺、阴痒、遗精、小便不利、消渴、泄泻、咽喉肿痛、咯血、口噤不开。

刺法：直刺0.5～1寸。

3. 太溪

取法：当内踝尖与跟腱之间的凹陷处。

主治：月经不调、遗精、阳痿、小便频、大便泄泻、消渴、腰痛、头痛、目眩、耳聋、耳鸣、咽喉肿痛、牙痛、失眠、咳喘、咯血。

刺法：直刺0.5～1寸。

小提示：常按揉本穴能增强肾

功能。

4．大钟

取法：在内踝后下方、当跟腱附着部的内侧前方凹陷处。

主治：癃闭、遗尿、便秘、咳嗽、气喘、痴呆、嗜卧、足跟痛。

刺法：直刺0.3～0.5寸。

5．水泉

取法：内踝后下方，当太溪穴直下1寸（指寸），跟骨结节的内侧凹陷处。

主治：月经不调、痛经、小便不利。

刺法：直刺0.3～0.5寸。

6．照海

取法：内踝尖下方凹陷处。

主治：月经不调、痛经、带下、阴挺、小便频数、癃闭、老年人便秘、咽喉干痛、目赤肿痛、痫证、失眠。

操作：直刺0.3～0.5寸。

小提示：常与申脉配伍治疗失眠。

7．复溜

取法：太溪直上2寸，跟腱的前方。

主治：水肿、腹胀、泄泻、下肢痿痹。

刺法：直刺0.5～1寸。

小提示：按揉本穴治疗盗汗。

8．交信

取法：当太溪直上2寸，复溜前0.5寸，胫骨内侧缘的后方。

主治：月经不调、崩漏、阴挺、泄泻、便秘。

刺法：直刺1～1.5寸。

9．筑宾

取法：当太溪与阴谷的连线上，太溪上5寸，腓肠肌肌腹的内下方。

主治：呕吐、疝气、小腿疼痛。

刺法：直刺1～1.5寸。

10．阴谷

取法：在腘窝内侧，屈膝时，当半腱肌腱与半膜肌腱之间。

主治：阳痿、疝气、崩漏、膝股痛。

刺法：直刺1～1.5寸。

11．横骨

取法：在下腹部，当脐中下5寸，前正中线旁开0.5寸。

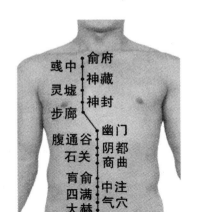

图25

主治：少腹胀痛、小便不利、遗尿、遗精、阳痿、疝气。

刺法：直刺1～1.5寸。

12．大赫

取法：当脐中下4寸，前正中线旁开0.5寸。

主治：遗精、阳痿、阴挺、带下。

刺法：直刺1～1.5寸。

13．气穴

取法：当脐中下3寸，前正中线旁开0.5寸。

主治：月经不调、经闭、崩漏、带下、小便不利、泄泻。

刺法：直刺1～1.5寸。

14．四满

取法：当脐中下2寸，前正中线旁开0.5寸。

主治：月经不调、带下、遗精、疝气、遗尿、水肿、便秘、腹痛。

刺法：直刺1～1.5寸。

15．中注

取法：当脐中下1寸，前正中线旁开0.5寸。

主治：腹痛、便秘、泄泻、月经不调、痛经。

刺法：直刺1～1.5寸。

16．肓俞

取法：当脐中旁开0.5寸。

主治：腹痛、腹胀、呕吐、泄泻、便秘、月经不调、疝气、腰脊痛。

刺法：直刺1～1.5寸。

17．商曲

取法：当脐中上2寸，前正中线旁开0.5寸。

主治：腹痛、泄泻、便秘。

刺法：直刺1～1.5寸。

18．石关

取法：当脐中上3寸，前正中线旁开0.5寸。

主治：呕吐、腹痛、便秘、不孕。

刺法：直刺1～1.5寸。

19．阴都

取法：当脐中上4寸，前正中线旁开0.5寸。

主治：腹胀、腹痛、便秘、不孕。

刺法：直刺1～1.5寸。

20．腹通谷

取法：当脐中上5寸，前正中线旁开0.5寸。

主治：腹痛、腹胀、呕吐、心痛、心悸。

刺法：直刺0.5～1寸。

21．幽门

取法：当脐中上6寸，前正中线旁开0.5寸。

主治：腹痛、腹胀、呕吐、泄泻。

刺法：直刺0.5～1寸。

22．步廊

取法：在胸部，当第五肋间隙，前正中线旁开2寸。

主治：咳嗽、气喘、胸胁胀痛、呕吐。

刺法：斜刺或平刺0.5～0.8寸。

23．神封

取法：在胸部，当第四肋间隙，前正中线旁开2寸。

主治：咳嗽、气喘、胸胁胀痛、乳痈、呕吐。

刺法：斜刺或平刺0.5～0.8寸。

24．灵墟

取法：在胸部，当第三肋间隙，前正中线旁开2寸。

主治：咳嗽、气喘、胸胁胀痛、乳痈、呕吐。

刺法：斜刺或平刺0.5～0.8寸。

25．神藏

取法：在胸部，当第二肋间隙，前正中线旁开2寸。

主治：咳嗽、气喘、胸痛、呕吐。

刺法：斜刺或平刺0.5～0.8寸。

26．彧中

取法：在胸部，当第一肋间隙，前正中线旁开2寸。

主治：咳嗽、气喘、胸胁胀痛。

刺法：斜刺或平刺0.5～0.8寸。

27．俞府

取法：当锁骨下缘，前正中线旁开2寸。

主治：咳嗽、气喘、胸痛、呕吐。

刺法：斜刺或平刺0.5～0.8寸。

第2天
手厥阴心包经腧穴

手厥阴心包经走行：起于胸中，出属心包络，向下穿过膈肌，依次络于上、中、下三焦。

分支：从胸中分出，横行至腋下三寸处（天池穴），上抵腋下，沿上肢内侧中间行于肺经和心经之间，进入肘中，向下走于前臂中间（桡侧腕屈肌腱与掌长肌腱之间），过腕部，入掌中（劳宫穴），沿中指桡侧，出其端（中冲穴）。

分支：从掌中分出，沿无名指出其尺侧末端（关冲穴），接手少阳三焦经。

1．天池

取法：当第四肋间隙，乳头外1寸，前正中线旁开5寸。

主治：咳嗽、气喘、乳痈、乳汁少、胸闷、胁肋胀痛。

刺法：斜刺或平刺0.5～0.8寸，不可深刺，以防气胸。

2．天泉

取法：肱二头肌长短头之间，腋前纹头下2寸。

主治：咳嗽、气喘、胸闷心痛、臂痛。

刺法：直刺0.5～0.8寸。

3．曲泽

取法：在肘横纹中，当肱二头肌腱的尺侧缘。

主治：心痛、心悸、热病、中暑。

刺法：直刺1～1.5，或用三棱针点刺出血。

小提示：在本穴处刮痧退热效

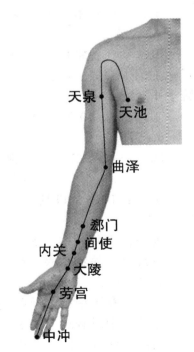

图26

明显。

4. 郄门

取法：当曲泽与大陵的连线上，腕横纹上5寸，掌长肌腱与桡侧腕屈肌腱之间。

主治：心痛、心悸、疔疮、呕血、咯血。

刺法：直刺0.5～1寸。

5. 间使

取法：当曲泽与大陵的连线上，腕横纹上3寸，掌长肌腱与桡侧腕屈肌腱之间。

主治：心悸、心痛、胃痛、呕吐、肘臂挛痛。

刺法：直刺0.5～1寸。

6. 内关

取法：当曲泽与大陵的连线上，腕横纹上2寸，掌长肌腱与桡侧腕屈肌腱之间。

主治：心痛、心悸、胸闷、眩晕、癫痫、失眠、偏头痛、胃痛、呕吐、呃逆、晕车、肘臂挛痛。

刺法： 直刺0.5～1寸。

小提示：在本穴贴生姜片可预防晕车、晕船。

7. 大陵

取法：在腕掌横纹的中点，当掌长肌腱与桡侧腕屈肌腱之间。

主治：心痛、心悸、癫狂、失眠、舌疮、手腕麻痛（腕管综合征、腕下垂）。

刺法：直刺0.3～0.5寸。

8. 劳宫

取法：当第二、三掌骨之间，偏于第三掌骨，握拳屈指时中指尖处。

主治：口疮、口臭、鼻衄、癫狂痫、中风昏迷、中暑、心痛、呕吐。

刺法：直刺0.3～0.5寸。

小提示：按揉本穴可降心火。

9. 中冲

取法：在手中指末节尖端中央。

主治：中风昏迷、中暑、小儿惊风、心烦、心痛、舌强肿痛。

刺法：浅刺0.1～0.2寸，或点刺出血。

第3天
手少阳三焦经腧穴

手少阳三焦经走行：起于无名指尺侧端（关冲穴），向上沿无名指尺侧至手腕背面，经前臂外侧中线（尺骨与桡骨之间），向上通过肘尖（天井穴），沿上臂外侧上肩，向前入缺盆，布膻中，散络心包，穿过横膈，依次属于上、中、下三焦。

分支：从膻中分出，上行出缺盆，上项，沿耳后（翳风穴），直上出耳上角，然后屈曲后下经面颊部至目眶下。

分支：从耳后分出，进入耳中，出走耳前，经上关前，在面颊部与前一分支相交，至外眼角（瞳子髎穴），接足少阳胆经。

1. 关冲

取法：在手无名指末节尺侧，距指甲角0.1寸。

主治：中暑、昏厥、热病、头痛、目赤肿痛、耳聋、咽喉肿痛。

刺法：浅刺0.1～0.2寸，或点刺出血。

2. 液门

取法：在手背部，当第4、5指间，指蹼缘后方赤白肉际处。

主治：头痛、眩晕、上肢疼痛麻木、咽炎、扁桃体炎、耳鸣、耳聋、牙痛、口疮。

刺法：直刺或向上斜刺0.3～0.5寸。

3. 中渚

取法：在手背部，当无名指本节（掌指关节）的后方，第4、5掌骨凹陷处。

主治：头痛、耳鸣、耳聋、目赤肿痛、咽喉肿痛、消渴、手指屈伸不利、肘臂肩痛。

刺法：直刺0.3～0.5寸。

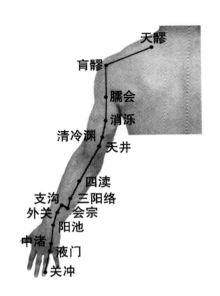

天髎
肩髎
臑会
消泺
清冷渊
天井
四渎
支沟 三阳络
外关 会宗
阳池
中渚
液门
关冲

图27

4．阳池

取法：在腕背横纹中，当指伸肌腱的尺侧缘凹陷处。

主治：耳聋、目赤肿痛、咽喉肿痛、腕痛、腕关节下垂。

刺法：直刺0.3～0.5寸。

5．外关

取法：在前臂背侧，当阳池与肘尖的连线上，腕背横纹上2寸，尺骨与桡骨之间。

主治：外感发热、感冒、半身不遂、手腕疼痛屈伸不利、急性腰扭伤、落枕、颞颌关节功能紊乱、偏头痛、耳鸣、耳聋、高血压。

刺法：直刺0.5～1寸。

小提示：本穴有疏风解表之功。

6．支沟

取法：当阳池与肘尖的连线上，腕背横纹上3寸，尺骨与桡骨之间。

主治：便秘、胁痛、耳鸣、耳聋、上肢疼痛麻木。

小提示：治疗便秘本穴最有效。

7．会宗

取法：当腕背横纹上3寸，支沟尺侧，尺骨的桡侧缘。

主治：耳鸣、耳聋、上肢痹痛。

刺法：直刺0.5～1寸。

8．三阳络

取法：在前臂背侧，腕背横纹上4寸，尺骨与桡骨之间。

主治：耳聋、暴喑、牙痛、上肢痹痛。

刺法：直刺0.5～1寸。

9．四渎

取法：当阳池与肘尖的连线上，肘尖下5寸，尺骨与桡骨之间。

主治：耳疾、咽喉肿痛、上肢疼痛麻木。

刺法：直刺0.5～1寸。

10．天井

取法：屈肘时，当肘尖直上1寸凹陷处。

主治：耳聋、偏头痛、肘臂痛。

刺法：直刺0.5～1寸。

11．清冷渊

取法：臂外侧，屈肘，当肘尖直上2寸，即天井上1寸。

主治：头痛、目痛、胁痛、肩臂痛。

刺法：直刺0.5～1寸。

12．消泺

取法：在臂外侧，当清冷渊与臑会连线的中点处。

主治：头痛、项强、牙痛、肩臂痛。

刺法：直刺0.8～1.2寸。

13．臑会

取法：当臂外侧，当肘尖与肩髎的连线上，肩髎下3寸，三角肌的后下缘。

主治：上肢痹痛。

刺法：直刺0.8～1.2寸。

14．肩髎

取法：当臂外展时，肩峰后下方呈现凹陷处。

主治：肩臂挛痛。

刺法：直刺1.5～2寸。

15．天髎

取法：在肩胛部，肩井与曲垣的中间，当肩胛骨上角处。

主治：肩臂颈项疼痛。

刺法：直刺0.5～0.8寸。

16．天牖

取法：在颈侧部，当乳突的后方直下，平下颌角，胸锁乳突肌的后缘。

主治：头痛、项强、目痛、耳聋。

刺法：直刺0.5～0.8寸。

17．翳风

取法：在耳垂后方，当乳突和下颌角之间的凹陷处。

主治：耳鸣、耳聋、聤耳、面瘫、牙关紧闭、牙痛。

刺法：直刺0.8～1.2寸。

小提示：按压本穴有止呃作用。

18．瘛脉

取法：在头部，当角孙至翳风之间，沿耳轮连线的中、下1／3的交点处。

主治：耳鸣、耳聋、小儿惊风、头痛。

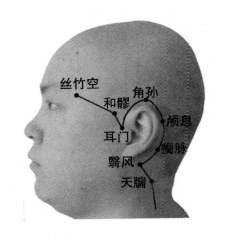

图28

刺法：平刺0.3~0.5寸。

19. 颅息

取法：在头部，当角孙至翳风之间，沿耳轮连线的中、上1/3的交点处。

主治：耳鸣、耳聋、小儿惊风、头痛。

刺法：平刺0.3~0.5寸。

20. 角孙

取法：在头部，折耳廓向前，当耳尖直上入发际处。

主治：耳部肿痛、目赤肿痛、牙痛、痄腮、偏头痛、项强。

刺法：平刺0.3~0.5寸。

21. 耳门

取法：在面部，当耳屏上切迹的前方，下颌骨髁突后缘，张口有凹陷处。

主治：耳鸣、耳聋、聤耳、牙痛。

刺法：微张口，直刺0.5~1寸。

22. 耳和髎

取法：在头侧部，当鬓发后缘，平耳廓根之前方，颞浅动脉的后缘。

主治：头痛、耳鸣、牙关紧闭、口㖞。

刺法：避开动脉，斜刺或平刺0.3~0.5寸。

23. 丝竹空

取法：在面部，当眉梢凹陷处。

主治：目赤肿痛、眼睑瞤动、头痛。

刺法：平刺0.5~1寸。

第4天
足少阳胆经腧穴

足少阳胆经走行：起于外眼角（瞳子髎穴），上至额角，下耳后（完骨穴），再折向上行，经额部至眉上（阳白穴），又向后折至后枕（风池穴），下行至肩，左右交会于大椎穴，前行入缺盆。

分支：从耳后入耳中，出走耳前，至外眼角后方。

分支：从外眼角分出，下行至大迎，折行至目眶下，又折向后下方，经过下颌角，下颈，与前脉会合于缺盆，入里下行至胸中，穿过横膈，络肝，属胆，沿胁里浅出腹股沟（气街），绕阴部毛际，横行至髋关节处（环跳穴）。

直行支：从缺盆下腋，沿侧胸，过季肋，下行至髋关节处与前脉会合，再下行，沿下肢外侧中线，过股、膝、胫至外踝之前，沿足背行出于第四趾外侧末端（足窍阴穴）。

分支：从足背分出，前行出足大趾外侧端，折回穿过爪甲，分布于足大趾爪甲后汗毛处，接足厥阴肝经。

1. 瞳子髎

取法：在面部，目外眦外侧0.5寸凹陷中。

主治：目赤肿痛、目翳、青少年近视眼、白内障、青光眼、夜盲症、视神经萎缩、头痛、口㖞、面神经麻痹、三叉神经痛。

刺法：向后斜刺0.5~0.8寸。

2. 听会

取法：在面部，当耳屏间切迹的前方，下颌骨髁状突的后缘，张口有凹陷处。

主治：耳鸣、耳聋、聤耳、口噤不开、疟腮、牙痛、口㖞、面痛。

刺法：直刺0.5~1寸。

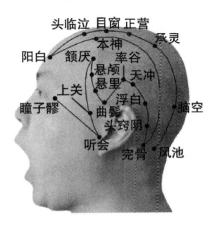

图29

3．上关

取法：在耳前，下关直上，当颧弓的上缘凹陷处。

主治：耳鸣、耳聋、聤耳、牙痛、口噤不开、面瘫、偏头痛、眩晕。

刺法：直刺0.5～0.8寸。

4．颔厌

取法：在头部发鬓上，当头维与曲鬓弧形连线的上1／4与下3／4交点处。

主治：偏头痛、面痛、眩晕、癫痫、面瘫、耳鸣、牙痛。

刺法：平刺0.5～0.8寸。

5．悬颅

取法：头维与曲鬓弧形连线的中点处。

主治：偏头痛、面痛、面瘫、牙痛、耳鸣。

刺法：平刺0.5～0.8寸。

6．悬厘

取法：头维与曲鬓弧形连线的上3／4与下1／4交点处。

主治：偏头痛、面痛、面瘫、牙痛、耳鸣。

刺法：平刺0.5～0.8寸。

7．曲鬓

取法：在头部，当耳前鬓角发际后缘的垂线与耳尖水平线交点处。

主治：偏头痛、面痛、面瘫、牙痛、口噤不开。

刺法：平刺0.5～0.8寸。

8．率谷

取法：在头部，当耳尖直上入发际1.5寸，角孙穴直上方。

主治：偏头痛、眩晕、耳鸣、耳聋。

刺法：平刺0.5～0.8寸。

9．天冲

取法：当耳根后缘直上入发际2寸，率谷后0.5寸处。

主治：偏头痛、眩晕、耳鸣、耳聋。

刺法：平刺0.5～0.8寸。

10．浮白

取法：耳后乳突的后上方，天冲与完骨的弧形连线的中1／3与上1／3交点处。

主治：头痛、耳鸣、耳聋、目痛。

刺法：平刺0.5～0.8寸。

11. 头窍阴

取法：耳后乳突的后上方，天冲与完骨的弧形连线的中1／3与下1／3交点处。

主治：耳鸣、耳聋、头痛、眩晕、颈项强痛。

刺法：平刺0.5～0.8寸。

12. 完骨

取法：在头部，当耳后乳突的后下方凹陷处。

主治：头痛、头晕、颈项强痛、失眠、牙痛、口眼歪斜、口噤不开。

刺法：直刺0.5～0.8寸。

13. 本神

取法：前发际上0.5寸，神庭旁开3寸，神庭与头维连线的内2/3与外1/3的交点处。

主治：头痛、眩晕、目赤肿痛、小儿惊风、中风昏迷、癫痫、痴呆。

刺法：平刺0.5～0.8寸

14. 阳白

取法：在前额部，当瞳孔直上，眉上1寸。

主治：头痛、眩晕、视物模糊、目痛、眼睑下垂、面瘫、眶上神经痛。

刺法：平刺0.5～0.8寸。

小提示：本穴治面瘫额纹消失较有效。

15. 头临泣

取法：在头部，当瞳孔直上入前发际，神庭与头维连线的中点处。

主治：头痛、目眩、流泪、鼻塞、鼻渊、小儿惊风。

刺法：平刺0.5～0.8寸。

16. 目窗

取法：当前发际上1.5寸，头正中线旁开2.25寸。

主治：目赤肿痛、视物模糊、鼻塞、头痛、眩晕、小儿惊风。

刺法：平刺0.3～0.5寸。

17. 正营

取法：前发际上2.5寸，头正中线旁开2.25寸。

主治：头痛、眩晕、项强、牙痛、口噤不开。

刺法：平刺0.3～0.5寸。

18. 承灵

取法：前发际上4寸，头正中线旁开2.25寸。

主治：头痛、眩晕、目痛、鼻塞、鼻衄。

刺法：平刺0.3～0.5寸。

19. 脑空

取法：在头部，当枕外隆凸的上缘外侧，头正中线旁开2.25寸，平脑户。

主治：头痛、目眩、颈项强痛、惊悸。

刺法：平刺0.3～0.5寸。

20. 风池

取法：在项部，当枕骨之下，与风府（后发际上1寸）相平，胸锁乳突肌与斜方肌上端之间的凹陷处。

主治：头痛、眩晕、失眠、癫痫、中风、目赤肿痛、视物模糊、鼻塞、鼻衄、鼻渊、耳鸣、咽喉肿痛、感冒、热病、颈项强痛。本穴为治疗头、眼、耳、口、鼻、脑、神志疾患以及上肢病的常用要穴。

刺法：向鼻尖方向斜刺0.8～1.2寸，不可深刺，以免误入枕骨大孔，刺伤延髓。

小提示：按揉本穴有疏风止痛之功。

21. 肩井

取法：在肩上，前直乳中，当大椎穴与肩峰端连线的中点。

主治：头痛、眩晕、颈项强痛、肩背疼痛、上肢不遂、乳痈、乳汁少、难产、胞衣不下。

刺法：直刺0.3～0.5寸。深部正当肺尖，不可深刺，以防刺伤肺尖导致气胸发生。

小提示：本穴有坠胎作用，孕妇禁用。

22. 渊腋

取法：当腋中线上，腋下3寸，第四肋间隙中。

主治：胸胁胀痛、气喘、呕吐。

刺法：平刺0.5～0.8寸。

23. 辄筋

取法：渊腋前1寸，平乳头，第四肋间隙中。

主治：胸胁胀痛、气喘、呕吐。

刺法：平刺0.5～0.8寸。

24. 日月

取法：在上腹部，当乳头直下，第7肋间隙，前正中线旁开4寸。

主治：黄疸、呃逆、胁肋疼痛等肝胆疾病。

刺法：斜刺或平刺0.5～0.8寸。

小提示：常配伍期门穴治疗胆囊炎。

25. 京门

取法：在侧腰部，章门后1.8寸，当第12肋骨游离端的下方。

主治：肾炎、疝痛、尿石病、腹胀、泄泻、肠鸣、呕吐、胁肋疼痛。

刺法：直刺0.5～1寸。

26. 带脉

取法：在侧腹部，章门下1.8寸，当第11肋骨游离端下方垂线与脐水平线的交点上。

主治：带下、月经不调、疝气、腰痛、下肢无力。

刺法：斜刺0.5～1寸。

27. 五枢

取法：当髂前上棘的前方，横平脐下3寸处。

主治：腹痛、便秘、带下、月经不调、阴挺、疝气。

刺法：直刺1～1.5寸。

28. 维道

取法：在侧腹部，当髂前上棘的前下方，五枢前下0.5寸。

主治：腹痛、便秘、带下、月经不调、阴挺、疝气。

刺法：直刺1～1.5寸。

29. 居髎

取法：在髋部，当髂前上棘与股骨大转子最凸点连线的中点处。

主治：腰痛、腿痛、髋关节及周围软组织疾患、月经不调、带下。

刺法：直刺或斜刺1～2寸。

30. 环跳

取法：在股外侧部，侧卧屈髋屈膝，当股骨大转子最凸点与骶管裂孔连线的外1／3与中1／3交点处。

主治：腰腿痛、中风后遗症、髋关节及周围软组织疾病。

刺法：直刺2～3寸。

小提示：此穴治疗坐骨神经痛最有效。

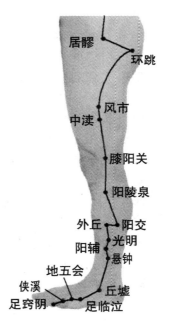

图30

31. 风市

取法：在大腿外侧部的中线上，当腘横纹上7寸处；或直立垂手时，中指尖处。

主治：下肢瘫痪、腰腿痛、膝关节炎、股外侧皮神经炎、荨麻疹。

刺法：直刺1.5～2.5寸。

32．中渎

取法：在大腿外侧，当风市下2寸；或腘横纹上5寸，股外侧肌与股二头肌之间。

主治：半身不遂、膝膑肿痛、下肢麻木疼痛。

刺法：直刺1～2寸。

33．膝阳关

取法：在膝外侧，当阳陵泉上3寸，股骨外上髁上方的凹陷处。

主治：半身不遂、膝膑肿痛、小腿麻木、下肢瘫痪、膝关节及周围软组织疾患。

刺法：直刺1～2寸。

34．阳陵泉

取法：在小腿外侧，当腓骨头前下方凹陷处。

主治：黄疸、口苦、呕吐、胁肋疼痛、下肢痿痹、膝膑肿痛、肩痛、小儿惊风、膝关节炎及周围软组织疾病、下肢瘫痪、踝扭伤、落枕、腰扭伤、肝炎、胆结石、胆绞痛、习惯性便秘。

刺法：直刺1～3寸。

小提示：按揉本穴有疏筋止痉作用。

35．阳交

取法：在小腿外侧，当外踝尖上7寸，腓骨后缘。

主治：下肢痿痹、胸胁胀痛。

刺法：直刺1～1.5寸。

36．外丘

取法：在小腿外侧，当外踝尖上7寸，腓骨前缘，平阳交。

主治：胸胁胀痛、颈项强痛、下肢痿痹。

刺法：直刺1～1.5寸。

37．光明

取法：在小腿外侧，当外踝尖上5寸，腓骨前缘。

主治：目痛、夜盲、目视不明、乳房胀痛、乳汁少。

刺法：直刺1～1.5寸。

小提示：经常按揉本穴有明目作用。

38．阳辅

取法：在小腿外侧，当外踝尖上4寸，腓骨前缘。

主治：偏头痛、目外眦痛、咽喉肿痛、胸胁胀痛、下肢痿痹。

刺法：直刺1～1.5寸。

39. 悬钟

取法：在小腿外侧，当外踝尖上3寸，腓骨前缘。

主治：颈项强痛、偏头痛、头晕、咽喉肿痛、胸胁胀痛、便秘、下肢痿痹。

刺法：直刺0.5～1寸。

小提示：本穴又名绝骨，为髓会，治疗眩晕较有效。

40. 丘墟

取法：在足外踝的前下方，当趾长伸肌腱的外侧凹陷处。

主治：胸胁胀痛、下肢痿痹、外踝肿痛。

刺法：直刺0.5～1寸。

41. 足临泣

取法：第4、5跖骨底结合部的前方，小趾伸肌腱的外侧凹陷处。

主治：偏头痛、目赤肿痛、目眩、目涩、乳痈、乳胀、月经不调、胁肋疼痛、足跗肿痛。

刺法：直刺0.5～0.8寸。

42. 地五会

取法：第四、五跖骨间，第4跖趾关节近端凹陷处。

主治：头痛、目赤、耳鸣、乳痈、乳胀、胁肋胀痛、足跗肿痛。

刺法：直刺0.5～0.8寸。

43. 侠溪

取法：在足背外侧，当第4、5趾间，趾蹼缘后方赤白肉际处。

主治：头痛、眩晕、目赤肿痛、耳鸣、耳聋、胸胁疼痛、乳痈、热病。

刺法：直刺或向上斜刺0.5～0.8寸。

44. 足窍阴

取法：在足第4趾末节外侧，距趾甲角0.1寸。

主治：目赤肿痛、耳鸣、耳聋、咽喉肿痛、头痛、失眠、胁痛、足跗肿痛。

刺法：浅刺0.1～0.2寸，或点刺出血。

第**5**天
足厥阴肝经腧穴

　　足厥阴肝经腧穴走行：起于足大趾爪甲后汗毛处（大敦穴），向上沿足背至内踝前一寸处（中封穴），再向上沿胫骨内缘，在内踝上八寸处交出足太阴脾经之后，上行过膝内侧，沿大腿内侧中线进入阴毛中，绕阴器，至小腹，夹胃两旁，属肝，络胆，向上过横膈，分布于胁肋部，沿喉咙，向上进入鼻咽部，上行连目系，出于额，上行与督脉会于头顶部。

　　分支：从目系分出，下行于颊里，环绕口唇。

　　分支：从肝分出，穿过横膈，注肺中，接手太阴肺经。

1．大敦

取法：在足大趾末节外侧，距趾甲角0.1寸。

主治：疝气、遗尿、癃闭、经闭、崩漏、月经不调、阴挺。

刺法：浅刺0.1～0.2寸，或三棱针点刺出血。

2．行间

取法：在足背侧，当第1、2趾间，趾蹼缘的后方赤白肉际处。

主治：头痛、眩晕、目赤肿痛、口歪、月经不调、崩漏、痛经、经闭、带下、疝气、小便不利、中风、癫痫、胁肋疼痛、急躁易怒、黄疸。

刺法：直刺或斜刺0.5～0.8寸。

3．太冲

取法：在足背侧，第1、2跖骨底结合部前方凹陷处。

主治：头痛、眩晕、目赤肿痛、口歪、耳鸣、耳聋、胁痛、腹胀、腹痛腹泻、黄疸、呕吐、呃逆、疝气、月经不调、痛经、癃闭、遗尿、膝股踝、下肢疼痛。

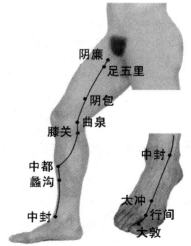

图31

刺法：向上斜刺0.5～1寸。

小提示：本穴降压效果明显。

4．中封

取法：在足背部，当足内踝前，商丘与解溪的连线之间，胫骨前肌腱的内侧凹陷处。

主治：疝气、遗精、腰肌劳损、局部软组织损伤。

刺法：直刺0.5～0.8寸。

5．蠡沟

取法：在小腿内侧，当足内踝尖上5寸，胫骨内侧面的中央。

主治：阴囊湿疹、遗精、阳痿、性功能亢进、尿潴留、月经不调、带下、足胫肿痛。

刺法：平刺0.5～0.8寸。

6．中都

取法：在小腿内侧，当内踝尖上7寸，胫骨内侧面的中央。

主治：腹痛、腹泻、月经不调、功能性子宫出血、下肢麻痹疼痛。

刺法：平刺0.5～0.8寸。

7．膝关

取法：在小腿内侧，当胫骨内上髁的后下方，阴陵泉后1寸，腓肠肌内侧头的上部。

主治：膝痛、下肢疼痛麻木。

刺法：直刺0.8～1寸。

8．曲泉

取法：在膝内侧，屈膝，当膝关节内侧面横纹内侧端，股骨内侧髁的后缘，半腱肌、半膜肌止端的前缘凹陷处。

主治：小腹痛、小便不利、淋证、癃闭、月经不调、痛经、遗精、阳痿、膝股疼痛。

刺法：直刺1～1.5寸。

9．阴包

取法：股骨内上髁上4寸，股内侧肌与缝匠肌之间。

主治：月经不调、小便不利、膝股疼痛。

刺法：直刺0.8～1.5寸。

10．足五里

取法：气冲直下3寸，大腿根部，耻骨结节的下方，长收肌的外缘。

主治：小便不利、小腹胀痛、带下。

刺法：直刺1～1.5寸。

11．阴廉

取法：气冲直下2寸，大腿根部，耻骨结节的下方，长收肌的外缘。

主治：小便不利、小腹胀痛、带下。

刺法：直刺0.8～1.5寸

12．急脉

取法：耻骨联合的外侧，气冲外下方腹股沟股动脉搏动处，前正中线旁开2.5寸。

主治：月经不调、痛经、外阴肿痛、小腹疼痛。

刺法：避开动脉，直刺0.5～0.8寸。

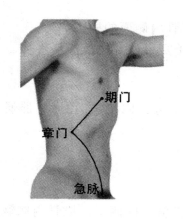

图32

13．章门

取法：在侧腹部，当第11肋游离端的下方处。简便取法：仰卧或侧卧，在腋中线上，合腋屈肘时，当肘尖止处是穴。

主治：腹胀、泄泻、痞块、胁痛、黄疸。

刺法：直刺0.5～0.8寸，肝脾肿大患者不可深刺，以防刺伤肝脾。

14．期门

取法：在胸部，当乳头直下，第6肋间隙，前正中线旁开4寸。

主治：胸胁胀痛、腹胀、呃逆、吐酸、乳痛、郁闷。

刺法：斜刺0.5～0.8寸。

第6天
督脉经腧穴

督脉经走行：起于少腹以下骨中央（胞中），下出会阴，经长强，行于后背正中，上至风府，入属于脑，到头顶，向前循额，至鼻柱（素髎），经颏唇沟与手足阳明相会于人中（水沟穴），至上唇尖，入唇上系带（龈交穴）。

1. 长强
取法：在尾骨端下，当尾骨端与肛门连线的中点处。或膝胸卧位，按取尾骨下端与肛门之间的凹陷处取穴。

主治：腹泻、痢疾、便秘、痔疮、脱肛、癫狂痫、腰痛、尾骶骨痛。

刺法：向上斜刺0.5~1寸，贴近尾骨前缘，沿尾骨和直肠之间缓缓刺入。针刺时不得刺穿直肠，以防感染。

2. 腰俞
取法：在后正中线上，适对骶管裂孔处。

主治：腰脊强痛、下肢痿痹、月经不调、痔疾、脱肛、便秘、癫痫。

刺法：斜刺0.5~1寸。

3. 腰阳关
取法：在腰部，当后正中线上，第4腰椎棘突下凹陷中。

主治：腰骶部疼痛、下肢疼痛、下肢瘫痪、膝痛、月经不调、遗精、阳萎。

刺法：直刺或斜刺0.5~1寸。

3. 命门
取法：在腰部，当后正中线上，第2腰椎棘突下凹陷中。

主治：遗精、阳萎、早泄、月经不调、赤白带下、遗尿、尿频、急性腰扭伤、腰肌劳损、下肢痿废、泄泻。

刺法：直刺0.5~1寸。

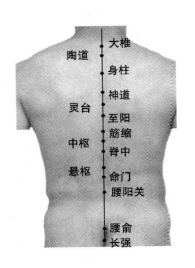

图33

5. 悬枢

取法：后正中线上，第1腰椎棘突下凹陷中。

主治：腰痛、腹痛、腹泻、便秘。

刺法：直刺0.5～1寸。

6. 脊中

取法：后正中线上，第11胸椎棘突下凹陷中。

主治：腰背疼痛、腹泻、脱肛。

刺法：斜刺0.5～1寸。

7. 中枢

取法：后正中线上，第10胸椎棘突下凹陷中。

主治：腰背疼痛、恶心、呕吐、腹泻。

刺法：斜刺0.5～1寸。

8. 筋缩

取法：后正中线上，第9胸椎棘突下凹陷中。

主治：泄泻、腹痛、肠鸣、腰脊强痛、癫痫抽搐。

刺法：斜刺0.5～1寸。

小提示：治疗经筋挛缩较有效。

9. 至阳

取法：当后正中线上，第7胸椎棘突下凹陷中。

主治：黄疸、胸胁胀痛、身热、咳嗽、气喘、胃痛、脊背强痛。

刺法：斜刺0.5～1寸。

小提示：按压此穴治疗胃痛效果好。

10. 灵台

取法：当后正中线上，第6胸椎棘突下凹陷中。

主治：疔疮、气喘、咳嗽、胃痛、脊背强痛。

刺法：斜刺0.5～1寸。

11. 神道

取法：当后正中线上，第5胸椎棘突下凹陷中。

主治：心悸、健忘、小儿惊痫、咳嗽、脊背强痛。

刺法：斜刺0.5～1寸。

12. 身柱

取法：当后正中线上，第3胸椎棘突下凹陷中。

主治：咳嗽、气喘、身热、癫痫、脊背强痛。

刺法：斜刺0.5～1寸。

13. 陶道

取法：当后正中线上，第1胸椎棘突下凹陷中。

主治：热病、骨蒸潮热、疟疾、头痛、脊强、癫狂痫。

刺法：斜刺0.5～1寸。

14. 大椎

取法：当后正中线上，第7颈椎棘突下凹陷中。

主治：热病、骨蒸盗汗、咳嗽、气喘、癫痫、小儿惊风、感冒、畏寒、风疹、头项强痛。

刺法：直刺0.5～1寸。

小提示：冬病夏治敷贴本穴有强身健体作用，点刺放血可以治疗发热。

15. 哑门

取法：在项部，当后发际正中直上0.5寸，第2颈椎棘突上际凹陷中。

主治：暴暗、舌强不语、癫狂痫、头痛项强、中风。

刺法：伏案正坐位，使头微前倾，项肌放松，向下颌方向缓慢刺入0.5～1寸。因本穴深部正对延髓，乃重要生命中枢的所在，故针刺宜缓慢，不宜向上斜刺。

小提示：效如其名，擅治失语。

16. 风府

取法：在项部，当后发际正中直上1寸，枕外粗隆直下，两侧斜方肌之间凹陷处。

主治：头痛、眩晕、项强、中风不语、半身不遂、癫狂痫、目痛、鼻衄、咽喉肿痛。

刺法：伏案正坐位，使头微前倾，项肌放松，向下颌方向缓慢刺入0.5～1寸。切勿向上刺入枕骨大孔内，以免因刺伤延髓而出现严重后果。

17. 脑户

取法：后发际正中直上2.5寸，风府上1.5寸，枕外隆凸的上缘凹陷处。

主治：头痛、项强、眩晕、癫痫。

刺法：平刺0.5～1寸。

18. 强间

取法：当后发际正中直上4寸。

主治：头痛、眩晕、项强、癫痫、失眠。

刺法：平刺0.5～0.8寸。

19．后顶

取法：当后发际正中直上5.5寸。

主治：头痛、眩晕、项强、癫痫、失眠。

刺法：平刺0.5～1寸。

20．百会

取法：在头部，当前发际正中直上5寸，或两耳尖连线的中点处。

主治：头痛、眩晕、中风失语、癫狂痫、失眠、健忘、脱肛、阴挺、久泻。

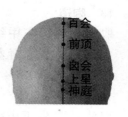
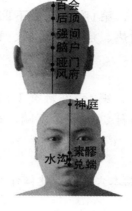
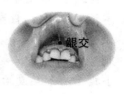

图34

刺法：平刺0.5～0.8寸。

小提示：治疗头痛疾患用此穴疗效较好。

21．前顶

取法：当前发际正中直上3.5寸。

主治：头痛、眩晕、中风、癫痫、目赤肿痛、鼻渊。

刺法：平刺0.3～0.5寸。

22．囟会

取法：在头部，当前发际正中直上2寸。

主治：头痛、眩晕、鼻渊、鼻衄、癫痫。

刺法：平刺0.3～0.5寸。小儿囟门未闭者禁针。

23．上星

取法：在头部，前发际正中直上1寸。

主治：鼻渊、鼻衄、目痛、头痛、眩晕、癫狂。

刺法：平刺0.3～0.5寸。小儿囟门未闭者禁针。

24．神庭

取法：当前发际正中直上0.5寸。

主治：头痛、眩晕、失眠、癫痫、鼻渊、流泪、目痛。

刺法：平刺0.3～0.5寸。

25．素髎

取法：在面部，当鼻尖的正中央。

主治：鼻塞、鼻渊、鼻衄、酒渣鼻、目痛、惊厥、昏迷、窒息。

刺法：向上斜刺0.3～0.5寸，可用三棱针点刺挤压出血。

26．水沟

取法：左面部，当人中沟的上1／3与中1／3交点处。

主治：昏迷、癫痫、癔病、精神病、中暑、晕车、鼻炎、鼻出血、面肌痉挛、面瘫、面部蚁行感、牙关紧闭、急性腰扭伤、消渴、黄疸、水肿。

刺法：向上斜刺0.2～0.3寸。

小提示：急救要穴。

27．兑端

取法：在上唇的尖端，人中沟下端的皮肤与唇的移行部。

主治：口㖞、齿龈肿痛、鼻塞、鼻衄、癫痫、昏厥。

刺法：斜刺0.2～0.3寸。

28．龈交

取法：在上唇内，当唇系带与上牙龈的相接处。

主治：牙龈肿痛、鼻炎、鼻出血、痔疮、急性腰扭伤。

刺法：向上斜刺0.2～0.3寸，可用三棱针点刺放血。

小提示：本穴点刺出血可治顽固性痔疮。

29．印堂

取法：两眉毛内侧端中间的凹陷处。

主治：头痛、头晕、失眠、健忘、鼻炎、近视、远视。

刺法：斜刺0.5～1寸。

第7天
任脉经腧穴

任脉经走行：起于胞中，向上出于会阴，上循毛际，行于身体前正中线，循腹里，上关元，至咽喉，向上经过下颌，循面入目。

1．会阴

取法：在会阴部，男性当阴囊根部与肛门连线的中点，女性当大阴唇后联合与肛门连线的中点。

主治：小便不利、遗尿、遗精、阳痿、月经不调、阴痛、阴痒、痔疾、脱肛、溺水、窒息、产后昏迷、癫狂。

刺法：直刺0.5～1寸。

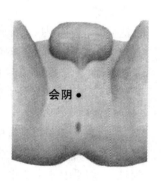

图35

2．曲骨

取法：前正中线上，脐中下5寸。

主治：月经不调、痛经、带下、遗精、阳痿、早泄、腹痛、小便不利。

刺法：直刺0.5～1寸，深部为膀胱，应在排尿后进行针刺。孕妇禁针。

3．中极

取法：在下腹部，当前正中线上，脐中下4寸。

主治：小便不利、尿潴留、遗尿、遗精、阳痿、月经不调、痛经、闭经、带下症、不孕症、功能性子宫出血、胎盘滞留。

刺法：直刺0.5～1寸。针刺时要排空膀胱尿液，否则不能深刺。孕妇禁针。

4．关元

取法：在下腹部，当前正中线上，脐中下3寸。

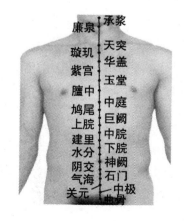

图36

主治：遗精、阳痿、月经不调、痛经、崩漏、胎盘滞留、虚劳羸瘦、中风脱证、眩晕、腹痛、腹泻、便秘、遗尿、尿频、尿潴留。

刺法：直刺0.5～1寸，应排尿后进行针刺。孕妇慎用。

小提示：本穴别名丹田，练气功意守丹田即是此穴。

5．石门

取法：在下腹部，当前正中线上，脐中下2寸。

主治：小便不利、尿潴留、闭经、不孕症、月经不调、腹痛、腹胀、腹泻、水肿。

刺法：直刺0.5～1寸。孕妇不宜针刺。

6．气海

取法：在下腹部，当前正中线上，脐中下1.5寸。

主治：腹痛、腹泻、便秘、中风脱证、虚劳羸瘦、月经不调、痛经、闭经、带下、疝气。

刺法：直刺0.5～1.5寸。孕妇不宜针刺。

小提示：本穴有补益作用。

7．阴交

取法：前正中线上，脐下1寸。

主治：腹痛、水肿、泄泻、月经不调、带下、疝气。

刺法：直刺1～2寸。

8．神阙

取法：脐中央。

主治：腹痛、久泻、脱肛、痢疾、水肿、虚脱、中风脱证。

刺法：禁针。

小提示：常在本穴脐灸有强壮作用。

9．水分

取法：在上腹部，当前正中线上，脐中上1寸。

主治：腹痛、腹胀、腹泻、水肿、小便不利。

刺法：直刺0.5～1寸。

10．下脘

取法：在上腹部，当前正中线上，脐中上2寸。

主治：腹胀、腹痛、食谷不化、呕吐、腹泻、虚肿、消瘦。

刺法：直刺1～2寸。

11．建里

取法：在上腹部，当前正中线上，脐中上3寸。

主治：腹胀、腹痛、食谷不化、呕吐、腹泻、水肿。

刺法：直刺1～1.5寸。

12．中脘

取法：在上腹部，当前正中线上，脐中上4寸。

主治：胃痛、恶心、呕吐、吞酸、腹胀、食不化、腹泻、便秘、黄疸、咳嗽痰多、癫痫、失眠。

刺法：直刺0.5～1寸。

小提示：擅长治疗胃肠疾病。

13．上脘

取法：在上腹部，当前正中线上，脐中上5寸。

主治：胃痛、呕吐、食不化、癫痫。

刺法：直刺1～1.5寸。

14．巨阙

取法：在上腹部，当前正中线上，脐中上6寸。

主治：胸痛、心悸、胃痛、呕吐、吞酸、癫狂痫。

刺法：直刺0.5～1寸。

15．鸠尾

取法：在上腹部，当前正中线上，胸剑结合部下1寸。

主治：心悸、心痛、胃痛、腹胀、呕吐、癫狂痫。

刺法：向下斜刺0.5～1寸。

16．中庭

取法：即胸剑结合部，平第5肋间隙

主治：心痛、胸胁胀痛、呕吐、小儿吐乳。

刺法：直刺0.3～0.5寸。

17．膻中

取法：在胸部，当前正中线上，平第4肋间，两乳头连线的中点。

主治：咳嗽、哮喘、胸闷、胸痛、乳少、乳痈、呕吐、呃逆。

刺法：平刺或斜刺0.3～0.5寸。

小提示：此穴宽胸理气作用较明显。

18．玉堂

取法：当前正中线上，平第3肋间隙。

主治：胸痛、咳嗽、呕吐。

刺法：直刺0.3～0.5寸。

19．紫宫

取法：当前正中线上，平第2肋间隙。

主治：咳嗽、气喘、胸闷、胸痛。

刺法：直刺0.3～0.5寸。

20. 华盖

取法：当前正中线上，平第1肋间隙。

主治：咳嗽、气喘、胸痛、咽喉肿痛。

刺法：直刺0.3～0.5寸。

21. 璇玑

取法：胸骨上窝中央下1寸。

主治：咳嗽、胸痛、咽喉肿痛、胃中积滞。

刺法：直刺0.3～0.5寸。

22. 天突

取法：在颈部，当前正中线上，胸骨上窝中央。

主治：咳嗽、气喘、胸痛、咽喉疾病、暴喑、梅核气、噎嗝。

刺法：先直刺进针0.2～0.3寸，然后沿胸骨柄后缘、气管前缘缓慢刺入0.5～1寸。

小提示：按压本穴有止咳、止吐、止呃作用。

23. 廉泉

取法：在颈部，当前正中线上，喉结上方，舌骨下缘凹陷处。

主治：舌强不语、舌肿、舌纵、暴喑、吞咽困难、口舌生疮、咽喉肿痛。

刺法：直刺0.5～0.8寸。

24. 承浆

取法：在面部，当颏唇沟的正中凹陷处。

主治：口歪、流涎、暴喑、口舌生疮、面瘫、消渴、癫痫。

刺法：斜刺0.3～0.5寸。

附
经外奇穴

1. 四神聪

取法：在头顶部，当百会前后左右各1寸，共4个穴位。

主治：头痛、眩晕、失眠、健忘、偏瘫、癫痫。

刺法：平刺0.5～0.8寸。

2. 鱼腰

取法：在额部，瞳孔直上，眉毛中。

主治：目赤肿痛、目翳、眼肌痉挛、眼睑下垂、面瘫。

刺法：平刺0.3～0.5寸。

3. 太阳

取法：在颞部，当眉梢与目外眦之间，向后约一横指的凹陷处。

主治：偏正头痛、目赤肿痛、目眩、目涩、口眼㖞斜、牙痛、面痛。

刺法：直刺或斜刺0.3～0.5寸，或用三棱针点刺出血。

小提示：指压本穴治疗各种头痛。

4. 耳尖

取法：折耳向前，耳廓上方的尖端处。

主治：麦粒肿、白内障、目赤肿痛、高血压。

刺法：直刺0.1～0.2寸，或用三棱针点刺出血。

小提示：耳尖放血治疗目赤肿痛、高血压效果好。

5. 牵正

取法：面颊部，耳垂前0.5～1寸处。

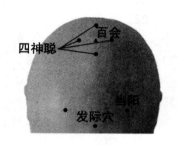

图37

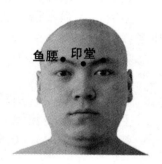

图38

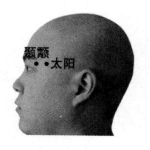

图39

主治：面瘫、三叉神经痛、牙痛。

刺法：直刺0.5～1寸。

6. 夹承浆

取法：承浆旁开1寸，左右各1。

主治：面瘫、牙痛。

刺法：斜刺0.5～1寸。

7. 安眠

取法：翳风与风池连线的中点。

主治：失眠。

刺法：直刺0.5～1寸。

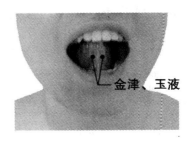

图40

8. 金津、玉液

取法：正坐张口，舌转卷向后方，于舌面下舌系带两旁之静脉上取穴。左称金津、右称玉液。

主治：言语不利、舌强。

刺法：点刺出血。

9. 定喘

取法：在第七颈椎棘突下，旁开0.5寸。

主治：哮喘、咳嗽、落枕、肩背痛、上肢疼痛不举。

刺法：直刺、或偏向内侧刺0.5寸。

小提示：冬病夏治本穴是要穴。

10. 夹脊

取法：当第一胸椎至第五腰椎棘突下两侧，后正中浅旁开0.5寸，一侧17个穴位。

主治： 胸1～5夹脊治疗心肺、上肢疾病；胸6～12夹脊治疗脾胃肠肝胆疾病；腰1～5夹脊治疗腰骶、腹及下肢疾病。

刺法：稍向内斜刺0.5～1寸，或用梅花针叩刺。

11. 胃脘下俞

取法：当第八胸椎棘突下，旁开1.5寸。

刺法：斜刺0.3～0.5寸。

主治：糖尿病、胰腺炎、胃痛、腹痛。

小提示：别名胰俞，单按此穴有明

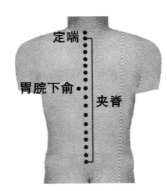

图41

显降血糖作用。

12. 腰眼

取法：当第四腰椎棘突下,旁开约3.5寸凹陷中。

主治：腰痛、尿频、月经不调。

刺法：直刺0.5～1寸。

13. 二白

取法：伸腕仰掌，在前臂掌侧，腕横纹上4寸，桡侧腕屈肌腱的两侧，一侧2个穴位。

主治：痔疮、脱肛、前臂痛。

刺法：直刺0.5～0.8寸。

14. 腰痛点

取法： 在手背侧，当第二、三掌骨及第四、五掌骨之间，当腕横纹与掌指关节中点处，一侧2穴，左右共4个穴位。

主治： 急性腰扭伤。

刺法： 直刺0.3～0.5寸。

小提示： 急性腰扭伤单按本穴有效。

15. 外劳宫

取法：在手背侧，第二、三掌骨之间、掌指关节后0.5寸。

主治：落枕、手指麻木、五指不能屈伸。

刺法：直刺0.5～0.8寸。

小提示：落枕单按本穴有效。

16. 八邪

取法： 在手背侧，微握拳，第一～五指间，指蹼缘后方赤白肉际处，左右共8个穴位。

主治：手指麻木、屈伸不利、手背肿痛。

刺法：向上斜刺0.5～0.8寸，或点刺出血。

17. 四缝

取法：在第二至第五指掌侧，近端指关节的中央，一侧4个穴位。

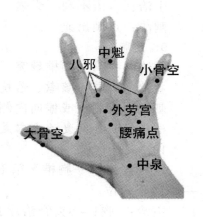

图42

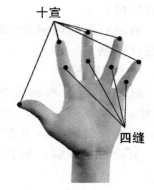

图43

主治：小儿疳积、百日咳。

刺法：直刺0.1～0.2寸，挤出少量黄白色透明样黏液或出血。

小提示：掐按本穴有促进食欲的功效。

18. 十宣

取法：在手十指尖端，距指甲游离缘0.1寸，左右共10个穴位。

主治：昏迷、晕厥、中暑、热病、小儿惊厥。

刺法：直刺0.1～0.2寸，或用三棱针点刺出血。

19. 膝眼

取法：屈膝、在髌韧带两侧凹陷处，在内侧的称内膝眼、在外侧的称外膝眼。

主治：膝关节疼痛、鹤膝风、腿痛。

刺法：向膝中斜刺0.5～1寸，或透刺对侧膝眼。

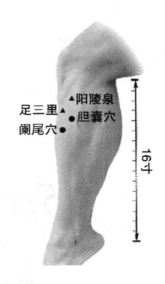

图44

20. 胆囊

取法：在小腿外侧上部、当腓骨小头前下方凹陷处（阳陵泉）直下2寸。

主治：急、慢性胆囊炎、胆结石、胆绞痛。

刺法：直刺1～1.5寸。

小提示：按压本穴治疗胆石症、胆绞痛即时止痛效果明显。

21. 阑尾

取法：在小腿前侧上部，当犊鼻下5寸，胫骨前缘旁开一横指。

主治：急、慢性阑尾炎。

刺法：直刺0.5～1寸。

22. 八风

取法：在足背侧，第1至第5趾间，趾蹼缘后方赤白内际处，一侧4穴，左右共8个穴位。

主治：脚弱无力、足跗肿痛。

刺法：斜刺0.5～0.8寸，或用三棱针点刺出血。

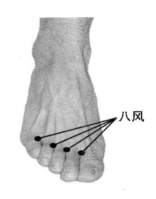

图45

刺法操作技术

第<i>1</i>天
毫针刺法

毫针刺法是针灸临床医师最常用的一种治疗方法，是通过毫针刺入腧穴内，行施一定的手法刺激，以疏通经络、调和气血、调节脏腑，达到扶正祛邪、治疗疾病的目的。毫针刺法具有操作简单、疗效显著、适应症广等特点，多用于治疗内、外、妇、儿及五官科疾病。

一、毫针结构

针灸的历史较悠久，那个时代用的针具叫砭石，所谓砭石就是用细洁光滑的小石块磨制而成，也是用于医疗的最原始工具。1963年内蒙古自治区多伦旗头道洼在新石器时代遗址出土了一根磨削的石针：长约4.5cm，一端有锋，呈四棱锥形，一端扁平有弧刃，刀部宽0.4cm，中身有四棱略扁，横断面呈矩形。经专家考证，确认是古代的针刺工具——砭石，距今1万年至4千年前的新石器时代。随着生产力的发展，针具也有了质的飞越，由最初的石针、骨针、竹针，逐步发展成青铜针、金针、银针，直至到现在的不锈钢针，针具的发展经历一个逐渐完善的过程。

毫针由针尖、针身、针根、针柄、针尾5个部分组成。

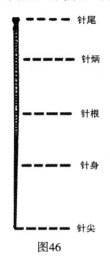

图46

（1）**针尖** 是针身的尖端锋锐部分，亦称针芒，是刺入腧穴肌肤的关键部位。

（2）**针身** 是针尖至针柄间的主体部分，又称针体，是毫针刺入腧穴内相应深度的主要部分。

（3）**针根** 是针身与针柄连接的部分，是观察针身刺入腧穴深度和提插幅度的外部标志。

（4）**针柄** 是用金属丝缠绕呈螺旋状，从针根至针尾的部分，是医者持针、行针的操作部位，也是温针灸法时装置艾绒之处。

（5）**针尾** 是针柄的末端部分，亦称针顶。

二、毫针的规格

毫针有不同的规格，取决于规格的主要因素有两个，一个是针身的长度，另一个是针身的直径，也就是指粗细。长度常以"寸"来表述，最短的针是0.5寸，然后以0.5寸的倍数增加，最长的毫针达6寸。而针身的直径以"号数"表述，最小号数是24号，直径0.45毫米。见下表5-1．5-2。

表5-1 毫针长短规格表

寸	0.5	1	1.5	2	2.5	3	3.5	4	5	6
长度	15	25	40	50	60	75	90	100	125	150

表5-2 毫针粗细规格表

号数	24	26	28	30	32	34	36
直径（mm）	0.45	0.40	0.35	0.30	0.25	0.22	0.20

一般临床以粗细为26～30号（0.30～0.40mm）和长短为1～3寸（25～75mm）者最常用。短毫针主要用于耳穴和浅在部位的腧穴作浅刺之用，长毫针多用于肌肉丰厚部位的腧穴作深刺和某些腧穴作横向透刺之用；毫针的粗细与针刺的刺激强度有关，针身越粗，进针容易，但患者痛感重些。在购买针具时一定要看清针身的粗细。

三、消毒

严格消毒是保证针刺安全的重要环节之一，主要包括针具、腧穴部位和医生手指的消毒。针具的消毒以高压蒸汽消毒法为最好，75%酒精浸泡法次之，另外还用一种煮沸消毒法。不过如今市面上已经有了一次性针灸针，完全可以省去了针灸针的消毒之烦琐。其次腧穴部位和医生手指主要以酒精棉球擦拭消毒。

四、针刺体位

针刺体位的选择，对于腧穴的正确定位、方便施术操作、持久留针及预防晕针、滞针、弯针甚至折针具有重要的意义。尤其是病重体弱或精神特别紧张的病人，采用坐位则易使病人感到疲劳，往往易于发生晕针。常用的体位有三个卧位和三个坐位，分别如下：

（1）**仰卧位** 适用于头、面、胸、腹部腧穴及上下肢部分的腧穴。总之靠近床面、枕头部位的腧穴不宜选用外，身体其他部位的腧穴可选用的较多。

（2）**俯卧位** 适用于头、项、脊背、腰骶部腧穴及下肢背侧、上肢部分腧穴。以选取后身部的腧穴的腧穴为主。

（3）**侧卧位** 适用身体侧面少阳经腧穴和下肢部分腧穴。

（4）**仰靠坐位** 适用于前头、颜面、颈前、上胸部的腧穴及上、下肢的部分腧穴。

（5）**俯伏坐位** 适用于头顶、后头、项背部的腧穴。

（6）**侧伏坐位** 适用于侧头、面颊、颈侧、耳部的腧穴。

五、进针法

1. 单手进针法

一般用右手拇、食指持针，中指端紧靠穴位，指腹抵住针体下段；当拇食指向下用力按压时，中指随之屈曲，将针刺入，直刺至所要求的深度。一般用于较短毫针的进针。见图47。

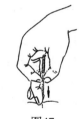

图47

2. 双手进针法

（1）**指切进针法** 左手拇指或食指的指甲切按在腧穴皮肤上，右手持针，针尖紧靠左手指甲缘迅速刺入穴位。此法适用于较短毫针的进针。见图48。

（2）**夹持进针法** 左手拇、食指捏持针体下段，露出针尖，右手拇、食指持针柄，将针尖对准穴位，双手配合，迅速将针刺入皮下，直至所要求的深度。此法多用于长针的进针。见图49。

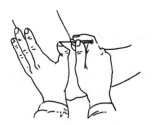

图48

（3）**舒张进针法** 左手五指平伸，食、中指分张置于腹部穴位两旁以固定皮

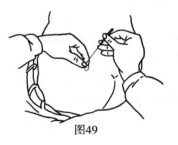

图49

肤，右手持针从左手食、中指之间刺入穴位。此法多用于皮肤松弛部位腧穴进针。见图50。

（4）提捏进针法 左手拇、食指按着针穴两旁皮肤，将皮肤轻轻提捏起，右手持针从提起部的上端刺入。此法多用于皮肉浅薄部位腧穴的进针。见图51。

3．针管进针法

将针先插入用玻璃、塑料或金属制成的细针管内，针尾露出0.3～0.5厘米左右，放在穴位皮肤上，左手压紧针管，右手食指对准针柄一击，使针尖迅速刺入皮肤，然后将针管去掉，再将针刺入穴内。

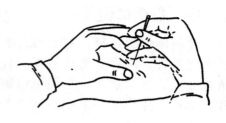

图50

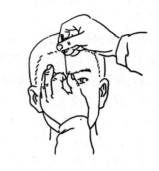

图51

六、行针法

行针的目的主要是为了得气或加强针感。有基本手法和辅助手法之分。

1．基本手法

（1）捻转法 将针刺入穴位一定深度以后，用拇指和食指持针，并用中指微抵针体，通过拇、食指来回旋转捻动，反复交替而使针体捻转。

捻转时，拇指与食指必须均匀用力，其幅度与频率可因人而异。一般捻转幅度掌握在180°～360°，频率在60～100次／分钟。

（2）提插法 将针刺入穴位后，反复将针从浅层插至深层，再由深层提到浅层。提插幅度一般在0.3～0.5厘米。

2．辅助手法

（1）循法 用手指沿针刺穴位所属经脉循行路线的上下左右轻轻地按揉或叩打的方法。

（2）刮柄法 针刺达一定深度后，以拇指或食指抵住针尾，用拇指、食指或中指指甲从下向上；或以拇指、中指挟持针根部，食指从上向下地刮动针柄。

（3）弹柄法 是指针刺入一定深度后，用手指轻弹针柄，使针体微微振动的方法。

（4）飞法 针刺得气后，用右手拇、食指执持针柄，细细搓数次，然后张开两指，一搓一放，反复数次，状如飞鸟展翅。

（5）摇柄法 是指针刺入腧穴一定深度后，手持针柄轻轻摇动，如摇橹或摇辘轳之状。

（6）震颤法 是将针刺入腧穴一定深度后，右手持针柄，用小幅度、快频率的提插捻转动作，使针身产生轻微震动。

七、得气

得气是针刺治疗过程中经常出现的一种现象，也就是人们常说的针感，古代将针感称为气至。具体地说，就是毫针进针一定深度后，施以提插捻转等行针手法，使针刺部位产生经气的感应。这种感应可以从两个方面来评判。一是患者对针刺的感觉和反应，另一是医者刺手指下的感觉。

患者主要有酸、麻、胀、重等自觉反应，有时或出现热、凉、痒、痛、抽搐、蚁行等感觉，或呈现沿着一定的方向和部位传导和扩散现象。少数患者还会出现循经性肌肤眴动，震颤等反应，有的还可见循经性皮疹带或红、白线状现象。当患者有自觉反应的同时，医者的手下亦能体会到针下沉紧、涩滞或针体颤动等反应。若针刺未得气，患者则无任何特殊感觉反应，医者刺手亦感到针下空松、虚滑。窦汉卿在《标幽赋》中亦说："轻滑慢而未来，沉涩紧而已至……气之至也，如鱼吞钩饵之浮沉，气未至也，如闲处幽堂之深邃。"这是对得气与否所做的形象描述。

针刺得气的意义，首先是施行针刺产生治疗作用的关键，是判断患者经气盛衰、取穴准确及病证预后、针治效应的依据，同时也是针刺过程中进一步实施手法的基础。针刺治疗必须建立在得气的基础上。因此不得气就无效。《灵枢·九针十二原》说："刺之要，气至而有效"就是这个意思，所以从某种意义上说针刺得气与否决定着针刺治疗的效果。

八、补泻手法

1．临床上常用的补泻手法有：

（1）**捻转补泻法** 针刺得气后，拇指向前用力为补，拇指向后用力为泻。

（2）**提插补泻法** 针刺得气后，重插轻提为补法，反之重提轻插为泻法。

（3）**平补平泻法** 针刺入腧穴得气后，施以均匀地提插或捻转手法。

2．其他补泻

（1）疾徐补泻　　进针时徐徐刺入，少捻转，疾速出针者为补法；进针时疾速刺入，多捻转，徐徐出针者为泻法。

（2）迎随补泻　　进针时针尖随着经脉循行去的方向刺入为补法；针尖迎着经脉循行来的方向刺入为泻法。

（3）呼吸补泻　　病人呼气时进针，吸气时出针为补法；吸气时进针，呼气时出针为泻法。

（4）开阖补泻　　出针后迅速按针孔为补法；出针时摇大针孔而不按为泻法。

九、留针和出针

将针刺入腧穴得气后留置一定时间称留针。留针的时间可视具体病情、病人等而定。一般病证可留针15～30分钟。急性疼痛病人可留针60分钟。小儿患者可不留针。

出针时以左手拇、食指或食、中指固定被刺腧穴皮肤，右手持针轻微捻转退至皮下，然后迅速拔出。若拔针后，针孔偶有出血，可用消毒干棉球在针孔处轻轻压片刻即可。出针后要注意核对针数，以免遗漏。

十、针刺异常情况的处理

1．晕针

晕针是在针刺过程中患者发生的晕厥现象。患者突然出现头晕目眩，面色苍白，心慌气短，出冷汗，恶心欲吐，精神疲倦，血压下降，脉沉细。严重者会出现四肢厥冷，神志昏迷，二便失禁，唇甲青紫，脉细微欲绝等症状。

处理：立即停止针刺，将已刺之针迅速起出，让患者平卧，头部放低，松开衣带，注意保暖。轻者静卧片刻，给予热茶或温开水饮之，糖水亦可，一般可渐渐恢复。重者在行上述处理后，可选取水沟、素髎、内关、合谷、太冲、涌泉、足三里等穴指压或针刺，亦可灸百会、气海、关元等穴，即可恢复。若仍人事不省，呼吸细微，脉细弱者，可考虑配合其他治疗或采用急救措施。晕针缓解后，仍需适当休息。

2．滞针

滞针是指在行针时或留针后医者感觉针下涩滞，捻转、提插、出针均感困难，若勉强捻转、提插时，则患者感觉疼痛的现象。

处理：若因患者精神紧张，或肌肉痉挛而引起的滞针，可嘱其不要紧张，医者用手指在邻近部位做循按动作，或弹动针柄，或在附近再刺一针，以宣散气血、缓解痉挛。若因单向捻转而致者，须向相反方向将针捻回。

3．弯针

弯针是指进针时或将针刺入腧穴后，针身在体内形成弯曲的现象，提插、捻转及出针均感困难。

处理：出现弯针后，即不得再行提插、捻转等手法。如针柄轻微弯曲，应慢慢将针起出。若弯曲角度过大时，应顺着弯曲方向将针起出。若由病人移动体位所致，应使患者慢慢恢复原来体位，局部肌肉放松后，再将针缓慢起出。切忌强行拔针，以免将针体折断，留在体内。

4．断针

断针是指针体折断在人体内。多由针具质量欠佳，针身或针根有损伤剥蚀，进针前疏于检查造成。

处理：若残端部分针身显露于体外时，可用手指或镊子将针起出。若断端与皮肤相平或稍凹陷于体内者，可用左手拇、食二指垂直向下挤压针孔两旁，使断针暴露体外，右手持镊子将针取出。若断针完全深入皮下或肌肉深层时，嘱患者切忌更换体位，应在X线下定位，手术取出。

5．血肿

血肿是指针刺部位出现皮下出血而引起的肿痛。

处理：若微量皮下出血而局部小块青紫时，一般不必处理，可待其自行消退。若局部肿胀疼痛较剧，青紫面积大而且影响到活动功能时，可先冷敷止血后，再热敷或在局部轻轻揉按，以促使局部瘀血消散吸收。

6．创伤性气胸

主要症状：患者突然感到胸闷、胸痛、气短、心悸，严重者呼吸困难、发绀、烦躁、恐惧，到一定程度会发生血压下降、休克等危急现象。

处理：一旦出现气胸，应立即出针，让患者心情放松，采用半卧位休息，尽量不要频繁反转体位。如果漏气量少，可任其自然吸收，同时注意密切观察病情，对症处理。如果病情严重，病人出现呼吸困难、发绀、休克等危象，需采取综合抢救措施。

第2天
耳 针 法

耳针是在耳廓穴位上用针刺或其他方法刺激，防治疾病的一种方法。具有明显的治疗范围广、操作方便、疗效显著，副作用少等特点。临床上常用于疼痛性疾病，如各种扭挫伤、头痛和神经性疼痛等；炎性疾病及传染病，如急慢性结肠炎、牙周炎、咽喉炎、扁桃体炎、胆囊炎、流感、百日咳、菌痢、腮腺炎等；功能紊乱和变态反应性疾病，如眩晕综合征、高血压、心律不齐、神经衰弱、荨麻疹、哮喘、鼻炎、紫癜等；内分泌代谢紊乱性疾病，甲状腺功能亢进或低下、糖尿病、肥胖症、更年期综合征等。另外还有催乳、催产，预防和治疗输血、输液反应，同时还有美容、戒烟、戒毒、延缓衰老、防病保健等作用。

耳与脏腑经络均有密切关系。手太阳、手足少阳、手阳明等经脉、经别都入耳中，足阳明、足太阳的经脉则分别上耳前、至耳上角。六阴经虽不直接入耳，但都通过经别与阳经相合，而与耳相联系。因此说，十二经脉都直接或间接上达于耳。奇经八脉中阴跷、阳跷脉并入耳后，阳维脉循头入耳。所以《灵枢·口问》就有了这样的说法："耳者，宗脉之所聚也。"

据《内经》、《难经》等书记载，耳与五脏均有生理功能上的联系。如《灵枢·脉度》说："肾气通于耳，肾和则耳能闻五音矣。"《难经·四十难》说："肺主声，令耳闻声。"后世医家在论述耳与脏腑的关系时更为详细，如《证治准绳》说："肾为耳窍之主，心为耳窍之客。"《厘正按摩要术》进一步将耳廓分为心肝脾肺肾五部，曰"耳珠属肾，耳轮属脾，耳上轮属心，耳皮肉属肺，耳背玉楼属肝。"说明耳与脏腑在生理功能上是息息相关的。在临床上可通过观察耳廓形态和色泽的改变来判断脏腑的病理变化，诊断疾病。

一、耳廓表面解剖

耳廓分为凹面的耳前和凸面的耳背。
耳轮：耳廓卷曲的游离部分。
耳轮结节：耳轮后上部的膨大部分。

耳轮尾：耳轮向下移行于耳垂的部分。

耳轮脚：耳轮深入到耳甲的部分。

对耳轮：与耳轮相对呈"Y"字型的隆起部，由对耳轮体、对耳轮上脚和对耳轮下脚三部分组成。

对耳轮体：对耳轮下部呈上下走向的主体部分。

对耳轮上脚：对耳轮向上分支的部分。

对耳轮下脚：对耳轮向前分支的部分。

三角窝：对耳轮上、下脚与相应耳轮之间的三角形凹窝。

耳舟：耳轮与对耳轮之间的凹沟，又叫"舟状沟"。

耳屏：指耳廓前面瓣状隆起。

屏上切迹：耳屏与耳轮之间的凹陷处。

对耳屏：耳垂上方，与耳屏相对的瓣状隆起。

屏间切迹：耳屏与对耳屏之间的凹陷处。

屏轮切迹：对耳屏与对耳轮之间凹陷处。

耳垂：耳廓最下部，无软骨的部分。

耳甲腔：耳轮脚以下的耳甲部。

耳甲艇：耳轮脚以上的耳甲部。

外耳门：在耳甲前方的孔窍。

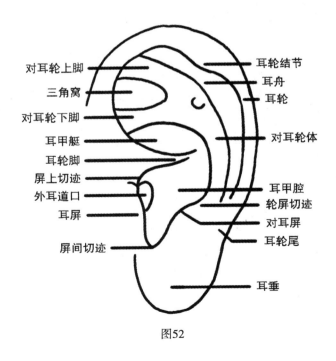

图52

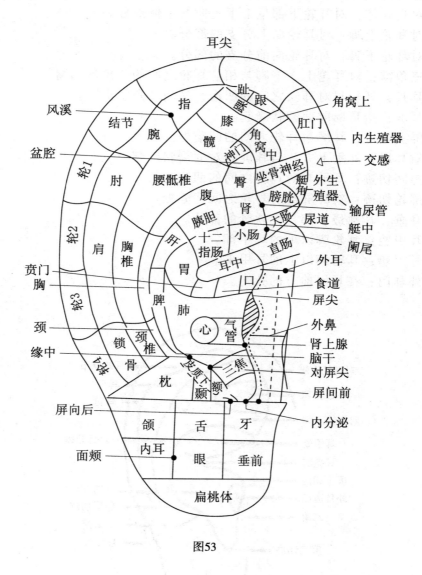

图53

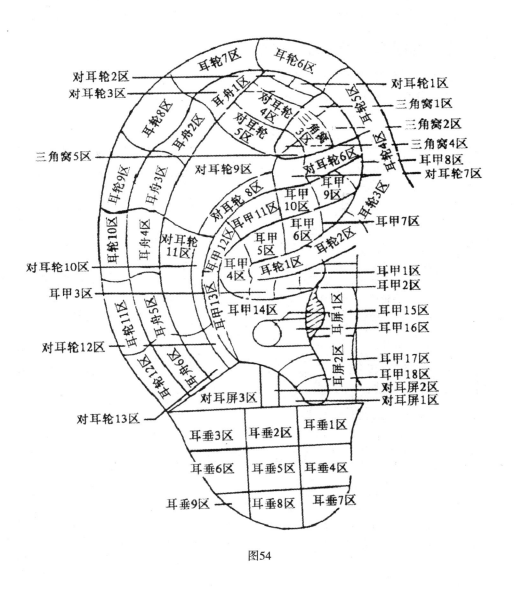

图54

二、耳穴的分布规律

耳穴在耳廓的分布有一定的规律，根据形如胚胎的耳穴分布图看到：与头面相对应的穴位在耳垂；与上肢相对应的穴位在耳舟；与躯干和下肢相对应的穴位在对耳轮体部和对耳轮上、下脚；与内脏相对应的穴位集中在耳甲；与消化道相对应的穴位在耳轮脚周围呈环形排列。

三、常用耳穴的定位与主治

耳穴的定位主要是分区来定取的，这样便于取穴准确，有的穴位是几个区的组合。常用耳穴定位及主治见图53、图54。

表5-3 耳穴的定位与主治

部位	穴名	定位	主治病证
耳轮	耳中	在耳轮脚处，即耳轮1区。	呃逆、荨麻疹、皮肤瘙痒、咯血
	直肠	在耳轮脚棘前上方的耳轮处，即耳轮2区	便秘、腹泻、脱肛、痔疮
	尿道	在直肠上方的耳轮处，即耳轮3区	尿频、尿急、尿痛、尿潴留
	外生殖器	在对耳轮下脚前方的耳轮处，即耳轮4区	睾丸炎、附睾炎、阴道炎、外阴瘙痒
	肛门	在三角窝前方的耳轮处，即耳轮5区	痔疮、肛裂
	耳尖	在耳廓向前对折的上部尖端处，即耳轮6、7区交界处	发热、高血压、急性结膜炎、麦粒肿、痛症、风疹、失眠
	结节	在耳轮结节处，即耳轮8区	头晕、头痛、高血压
	轮1	在耳轮结节下方的耳轮处，即耳轮9区	扁桃体炎、上呼吸道感染、发热
	轮2	在轮1区下方的耳轮处，即耳轮10区	扁桃体炎、上呼吸道感染、发热
	轮3	在轮2区下方的耳轮处，即耳轮11区	扁桃体炎、上呼吸道感染、发热
	轮4	在轮3区下方的耳轮处，即耳轮12区	扁桃体炎、上呼吸道感染、发热
耳舟	指	在耳舟上方处，即耳舟1区	甲沟炎、手指疼痛和麻木
	腕	在指区的下方处，即耳舟2区	腕部疼痛
	风溪	在耳轮结节前方，指区与腕区之间，即耳舟1、2区交界处	荨麻疹、皮肤瘙痒、过敏性鼻炎、哮喘
	肘	在腕区的下方处，即耳舟3区	肱骨外上髁炎、肘部疼痛
	肩	在肘区的下方处，即耳舟4、5区	肩关节周围炎、肩部疼痛
	锁骨	在肩区的下方处，即耳舟6区	肩关节周围炎
对耳轮	跟	在对耳轮上脚前上部，即对耳轮1区	足跟痛
	趾	在耳尖下方的对耳轮上脚后上部，即对耳轮2区	甲沟炎、足趾部疼痛麻木
	踝	在趾、跟区下方处，即对耳轮3区	踝关节扭伤、踝关节炎
	膝	在对耳轮上脚的中1/3处，即对耳轮4区	膝关节肿痛
	髋	在对耳轮上脚的下1/3处，即对耳轮5区	髋关节疼痛、坐骨神经痛、腰骶部疼痛
	坐骨神经	在对耳轮下脚的前2/3处，即对耳轮6区	坐骨神经痛、下肢瘫痪
	交感	在对耳轮下脚末端与耳轮内缘相交处，即对耳轮6区前端	胃肠痉挛、心绞痛、胆绞痛、肾绞痛、自主神经功能紊乱、心悸、多汗、失眠
	臀	在对耳轮下脚的后1/3处，即对耳轮7区	坐骨神经痛、臀部疼痛
	腹	在对耳轮体前部上2/5处，即对耳轮8区	腹痛、腹胀、腹泻、急性腰扭伤、痛经、产后宫缩痛

续表

部位	穴名	定位	主治病证
对耳轮	腰骶椎	在腹区后方，即对耳轮9区	腰骶部疼痛
	胸	在对耳轮体前部中2/5处，即对耳轮10区	胸胁疼痛、胸闷、乳痈、乳少
	胸椎	在胸区后方，即对耳轮11区	胸胁疼痛、经前期乳房胀痛、产后乳少、乳痈
	颈	在对耳轮体前部下1/5处，即对耳轮12区	落枕、颈椎病
	颈椎	在颈区后方，即对耳轮13区	落枕、颈椎病
三角窝	角窝上	在三角窝前1/3的上部，即三角窝1区	高血压
	内生殖器	在三角窝前1/3的下部，即三角窝2区	痛经、月经不调、白带过多、功能性子宫出血、遗精、阳痿、早泄
	角窝中	在三角窝中1/3处，即三角窝3区	哮喘、咳嗽、肝炎
	神门	在三角窝后1/3的上部，即三角窝4区	失眠、多梦、各种痛症、咳嗽、哮喘、眩晕、高血压、过敏性疾病、戒断综合征
	盆腔	在三角窝后1/3的下部，即三角窝5区	盆腔炎、附件炎
耳屏	上屏	在耳屏外侧面上1/2处，即耳屏1区	咽炎、单纯性肥胖
	下屏	在耳屏外侧面下1/2处，即耳屏2区	鼻炎、单纯性肥胖
	外耳	在屏上切迹前方近耳轮部，即耳屏1区上缘处	外耳道炎、中耳炎、耳鸣
	屏尖	在耳屏游离缘上部尖端，即耳屏1区后处	发热、牙痛、腮腺炎、咽炎、扁桃体炎、结膜炎
	外鼻	在耳屏外侧面中部，即耳屏1、2区之间	鼻疖、鼻部痤疮、鼻炎
	肾上腺	在耳屏游离缘下部尖端，即耳屏2区后缘处	低血压、风湿性关节炎、腮腺炎、间日疟、链霉素中毒性眩晕、哮喘、休克、鼻炎、急性结膜炎、咽炎、过敏性皮肤病
	咽喉	在耳屏内侧面上1/2处，即耳屏3区	声音嘶哑、咽炎、扁桃体炎
	内鼻	在耳屏内侧面下1/2处，即耳屏4区	鼻炎、副鼻窦炎、鼻衄
	屏间前	在屏间切迹前方，耳屏最下部，即耳屏2区下缘处	眼病
对耳屏	额	在对耳屏外侧面的前部，即对耳屏1区	额窦炎、头痛、头晕、失眠、多梦
	屏间后	在屏间切迹后方，对耳屏前下部，即对耳屏1区下缘处	眼病
	颞	在对耳屏外侧面的中部，即对耳屏2区	偏头痛
	枕	在对耳屏外侧面的后部，即对耳屏3区	头痛、眩晕、哮喘、癫痫、神经衰弱
	皮质下	在对耳屏内侧面，即对耳屏4区	痛症、间日疟、神经衰弱、假性近视、胃溃疡、腹泻、高血压病、冠心病、心律失常
	对屏尖	在对耳屏游离缘的尖端，即对耳屏1、2、4区的交点处	哮喘、腮腺炎、皮肤瘙痒、睾丸炎、附睾炎
	缘中	在对耳屏游离缘上，对屏尖与轮屏切迹之中点处，即对耳屏2、3、4区交点处	遗尿、内耳眩晕症、功能性子宫出血
	脑干	在轮屏切迹处，即对耳屏3、4区之间	头痛、眩晕、假性近视
耳甲	口	在耳轮脚下方前1/3处，即耳甲1区	面瘫、口腔炎、胆囊炎、胆石症、戒断综合征、牙周炎、舌炎
	食道	在耳轮脚下方中1/3处，即耳甲2区	食道炎、食道痉挛
	贲门	在耳轮脚下方后1/3处，即耳甲3区	贲门痉挛、神经性呕吐
	胃	在耳轮脚消失处，即耳甲4区	胃炎、胃溃疡、失眠、牙痛、消化不良、恶心呕吐

部位	穴名	定位	主治病证
耳甲	十二指肠	在耳轮脚及部分耳轮与AB线之间的后1/3处，即耳甲5区	十二指肠球部溃疡、胆囊炎、胆石症、幽门痉挛、腹胀、腹泻、腹痛
	小肠	在耳轮脚及部分耳轮与AB线之间的中1/3处，即耳甲6区	消化不良、腹痛、心动过速、心律不齐
	大肠	在耳轮脚及部分耳轮与AB线之间的前1/3处，即耳甲7区	腹泻、便秘、痢疾、咳嗽、痤疮
	阑尾	在小肠区与大肠区之间，即耳甲6、7区交界处	单纯性阑尾炎、腹泻、腹痛
	艇角	在对耳轮下脚下方前部，即耳甲8区	前列腺炎、尿道炎
	膀胱	在对耳轮下脚下方中部，即耳甲9区	膀胱炎、遗尿、尿潴留、腰痛、坐骨神经痛、后头痛
	肾	在对耳轮下脚下方后部，即耳甲10区	腰痛、耳鸣、神经衰弱、水肿、哮喘、遗尿症、月经不调、遗精、阳痿、早泄、眼病、五更泻
	输尿管	在肾区与膀胱区之间，即耳甲9、10区交界处	输尿管结石绞痛
	胰胆	在耳甲艇的后上部，即耳甲11区	胆囊炎、胆石症、胆道蛔虫症、偏头痛、带状疱疹、中耳炎、耳鸣、听力减退、胰腺炎、口苦、胁痛
	肝	在耳甲艇的后下部，即耳甲12区	胁痛、眩晕、经前期紧张综合征、月经不调、更年期综合征、高血压病、假性近视、单纯性青光眼、目赤肿痛
	艇中	在小肠区与肾区之间，即耳甲6、10区交界处	腹痛、腹胀、腮腺炎
	脾	在BD线下方，耳甲腔的后上部，即耳甲13区	腹胀、腹泻、便秘、食欲不振、功能性子宫出血、白带过多、内耳性眩晕、水肿、痿证、内脏下垂、失眠
	心	在耳甲腔正中凹陷处，即耳甲15区	心动过速、心律不齐、心绞痛、无脉症、自汗盗汗、癔病、口舌生疮、心悸怔忡、失眠、健忘
	气管	在心区和外耳门之间，即耳甲16区	咳嗽、气喘、急慢性咽炎
	肺	在心、气管区周围处，即耳甲14区	咳喘、胸闷、声音嘶哑、痤疮、皮肤瘙痒、荨麻疹、扁平疣、便秘、戒断综合征、自汗盗汗、鼻炎
	三焦	在外耳门后下方，肺与内分泌区之间，即耳甲17区	便秘、腹胀、水肿、耳鸣、糖尿病
	内分泌	在耳屏切迹内，耳甲腔的前下部，即耳甲18区	痛经、月经不调、更年期综合征、痤疮、间日疟、糖尿病
耳垂	牙	在耳垂正面前上部，即耳垂1区	牙痛、牙周炎、低血压
	舌	在耳垂正面中上部，即耳垂2区	舌炎、口腔炎
	颌	在耳垂正面后上部，即耳垂3区	牙痛、颞颌关节功能紊乱症
	垂前	在耳垂正面前中部，即耳垂4区	神经衰弱、牙痛
	眼	在耳垂正面中央部，即耳垂5区	假性近视、目赤肿痛、迎风流泪
	内耳	在耳垂正面后中部，即耳垂6区	内耳性眩晕、耳鸣、听力减退
	面颊	在耳垂正面，眼区与内耳区之间，即耳垂5、6区交界处	周围性面瘫、三叉神经痛、痤疮、扁平疣
	扁桃体	在耳垂正面下部，即耳垂7、8、9区	扁桃体炎、咽炎

四、选穴原则

1. 按相应部位取穴

当机体患病时，在耳廓的相应部位上有一定的敏感点，它便是本病的首选穴位，如胃痛取"胃"穴。

2. 按脏腑辨证取穴

根据脏腑学说的理论，按各脏腑的生理功能和病理反应进行辨证取穴。如脱发取"肾"穴，皮肤病取"肺"、"大肠"穴等。

3. 按经络辨证取穴

即根据十二经脉循行和其病候选取穴位。如坐骨神经痛，取"膀胱"或"胰胆"穴；牙痛取"大肠"穴等。

4. 按西医学理论取穴

耳穴中的一些穴名是根据西医学理论命名的，如"交感"、"肾上腺"、"内分泌"等。这些穴位的功能基本上与西医学理论一致，故在选穴时应考虑其功能，如炎性疾病取"肾上腺"穴。

5. 按临床经验取穴

临床实践发现有些耳穴具有治疗本部位以外疾病的作用，如"外生殖器"穴可以治疗腰腿痛。

五、操作方法

1. 毫针法

一般采用坐位，针具选用26～30号粗细的0.5寸长的不锈钢针。用探棒或耳穴探测仪将所测得的敏感点或耳穴作为针刺点，用75%的乙醇消毒，医者左手拇、食二指固定耳廓，中指托着针刺部的耳背，然后用右手拇、食二指持针，用快速进针法，刺入深度一般刺入皮肤2～3分，达软骨后毫针站立不摇晃为准。

留针时间一般约15～30分钟。出针时医者左手托住耳廓，右手迅速将毫针垂直拔出，再用消毒干棉球压迫针眼，以免出血。

2. 压丸法

压丸所选材料临床现多用王不留行籽。将王不留行籽贴附在0.6厘米×0.6厘米大小胶布中央，用镊子挟住贴敷在选用的耳穴上，每日自行按压3～5次，每次每穴按压30～60秒，3～7日更换1次，双耳交替。

3. 埋针法

是将皮内针埋入耳穴治疗疾病的方法，适用于慢性疾病和疼痛性疾病，起到持续刺激，巩固疗效和防止复发的目的。

使用时，左手固定常规消毒后的耳廓，右手用镊子挟住皮内针柄，轻轻刺入所选耳穴，再用胶布固定。一般埋患侧耳廓，必要时埋双耳，每日自行按压3次，每次留针3~5日，5次为1个疗程。

4. 穴位注射法

用微量药物注入耳穴，通过注射针对穴位的刺激和药物的药理作用，协同调整机体功能，促进疾病恢复，达到防治疾病的目的。

一般使用结核菌素注射器配26号针头，依病情吸取选用的药物，左手固定耳廓，右手持注射器刺入耳穴的皮内或皮下，行常规皮试操作，缓缓推入0.1~0.3毫升药物，使皮肤成小皮丘，耳廓有痛、胀、红、热等反应，完毕后用消毒干棉球轻轻压迫针孔，隔日1次。

六、注意事项

（1）严格消毒，防止感染。因耳廓暴露在外，表面凹凸不平，结构特殊，针刺前必须严格消毒，有伤面和炎症部位禁针。针刺后如针孔发红、肿胀应及时涂2%碘酒，防止化脓性软骨膜炎的发生。

（2）对扭伤和有运动障碍的患者，进针后宜适当活动患部，有助于提高疗效。

（3）有习惯性流产的孕妇应禁针。

（4）患有严重器质性病变和伴有高度贫血者不宜针刺，对严重心脏病、高血压者不宜行强刺激法。

第**3**天
刮 痧 法

刮痧法是用刮痧板等各种工具，蘸上水、刮痧油等润滑剂，在体表通过反复刮拭出痧，以防治疾病的方法。该法具有活血化瘀，促进代谢，改善血液循环，调节免疫功能等作用。具有操作简单、方便、易学，适应证较广的特点。

一、刮拭工具

刮拭工具多种多样，古人多用苎麻、麻线、铜钱、瓷碗、小蚌壳等。现代人们常用的有檀香木刮痧板、沉香木刮痧板、水牛角刮痧板，以及用玉制作的刮痧板等，这些刮拭工具有精致、小巧、光滑的特点，况且所用材料都具有一定治疗作用，能配合治疗疾病。

二、刮拭方法

1. 面刮法

手持刮板，刮拭时用刮板的1/3边缘接触皮肤，刮板向刮拭的方向倾斜30°角至60°角，以45°角应用的最多，利用腕力多次向同一方向刮拭，刮拭长度较长，适用于身体比较平坦的部位。

2. 角刮法

用刮板角部在穴位或部位处自上而下刮拭，刮板与刮拭皮肤呈45°角倾斜，多用于肩部、胸部穴位的刮拭。

刮拭力量有轻重之分。轻刮法是刮痧板接触皮肤，下压刮试的力量较小，患者无疼痛感。刮后皮肤仅出现微红，无瘀斑。重刮法是刮痧板接触皮肤，下压刮试的力量较大，患者有疼痛感。刮后皮肤出现粟粒状、丘疹样斑点，或者条索状斑块，多伴有局部热感或轻微疼痛。

每个部位一般刮拭20~30次，一个患者选3~5个部位，两次刮痧之时宜间隔3~5天。

三、刮痧法的适应证

刮痧法的适应证较广泛，适用于内、外、妇、儿、五官、伤科各种病证。如头痛、腰痛、坐骨神经痛、三叉神经痛、漏肩风、痹证、落枕、中风、眩晕、面瘫、痿证、感冒、咳嗽、哮喘、中暑、呕吐、呃逆、泄泻、急性胃肠炎、胃痛、腹痛、痢疾、便秘、失眠、淋证、遗精、阳痿、脱肛、水肿、消渴、闭经、崩漏、不孕、乳痈、恶露不下、绝经前后诸证、白带、妊娠恶阻、胎位不正，乳汁不足、小儿惊风、疳疾、小儿尿床、小儿积滞、小儿夜啼、小儿发热、带状疱疹、风疹、湿疹、牛皮癣、目赤肿痛、眼睑下垂、近视、咽喉肿痛、耳鸣耳聋、鼻炎、牙痛、扭伤、肘劳、冻伤和毒蛇咬伤等病证。

四、刮痧注意事项

（1）在刮拭过程中，如果病者出现疼痛异常，烦躁不安，大汗不止，脉数等，应立即停止刮拭，让患者平躺在床上，喝一些热水或茶水，休息一会即可。

（2）刮痧治疗时，不可过分追求出痧，因为有些情况下确实不易出痧，但照样有一定治疗效果。

（3）有些病证是不适宜用刮痧治疗，如各种急性传染病、急性高热病患者、急性骨髓炎、结核性关节炎、急性腹痛症以及传染性皮肤病，水火烫伤、各种皮肤溃疡、疮疡、结核等。有些妇女在行经期或妊娠期，如腰骶部、三阴交、合谷、肩井等处不能刮拭。

第*4*天
三棱针刺法

三棱针刺法，是用三棱针点刺穴位或浅表血络，放出少量血液，以防治疾病的方法，又称"刺络法"。三棱针，古代称"锋针"。我国在很久以前就开始使用放血疗法治疗疾病，并且积累了丰富经验。三棱针放血疗法具有开窍、泻热、活血、消肿、疏通经络的作用，适用于急证、热证、实证、瘀证、痛证等病证。

一、针具

三棱针一般用不锈钢制成，针长约6cm，针柄呈圆柱形，针身呈三棱状，尖端三面有刃，针尖锋利。

二、操作方法

1. 点刺法

针刺前，在预定针刺部位上下用左手拇指向针刺处推按，使血液积聚于针刺部位，继而用2％碘酒棉球消毒，再用75％乙醇棉球脱碘，针刺时左手拇、食、中三指挟紧被刺部位，右手持针，用拇、食两指捏住针柄，中指指腹紧靠针身下端，针尖露出3~5毫米，对准己消毒的部位，刺入1~2分深，随即将针迅速退出，轻轻挤压针孔周围，使出血少许，然后用消毒棉球按压针孔。此法多用于四肢末端放血，如十宣、十二井穴、耳尖以及头面部太阳、印堂、攒竹、上星等穴。

2. 散刺法

又叫豹纹刺，是对病变局部周围进行点刺的一种方法。根据病变部位大小的不同，可针10~20针，由病变外缘环形向中心点刺，以促使瘀血或水肿的排除，达到活血祛瘀、通经活络的作用。此法多用于局部瘀血、肿痛、顽癣等。

3. 挑刺法

操作时先常规消毒，将针横向刺入穴位皮肤，挑破皮肤约0.2~0.3厘米，然后再深入皮下，挑断皮下白色纤维组织，以挑尽为止。术后碘酒消毒，敷上无菌纱布，胶布固定。对一些惧怕疼痛患者，可先用

0.5%普鲁卡因少许打一皮丘，再行挑治。挑治的部位，以痛点为选点、脊髓神经分布特点选点和脏腑器官病变选取相应腧穴为主。挑治的点可以是穴位或阳性反应点（痛点、丘疹、或条索状物），但要注意与痣、毛囊炎、色素斑等相鉴别。

4. 泻血法

常规消毒，左手拇指压在被刺部位下端，上端用橡皮管结扎，右手持三棱针对准被刺部位的静脉，迅速刺入脉中0.5～1分深，然后出针，使其流出少量血液，出血停止后，再用消毒棉球按压针孔。在其出血时，也可轻轻按压静脉上端，以助瘀血外出，毒邪得泻。此法多用于肘窝、腘窝及太阳穴等处的浅表静脉，用于治疗中暑、急性腰扭伤、急性淋巴管炎等疾病。

三、注意事项

（1）注意严格消毒，防止感染。

（2）点刺、散刺时手法宜轻、宜稳、宜准、宜快，出血不宜过多，以数滴为宜。注意勿刺伤深部动脉。

（3）对体弱，贫血、低血压，孕妇和产后、有自发性出血倾向，均不宜使用。

第5天
皮肤针刺法

皮肤针刺法就是用皮肤针叩打浅表皮肤，治疗某些疾病的方法。皮肤针又称"梅花针"、"七星针"。古代的"半刺"、"浮刺"、"毛刺"均与皮肤针刺法相似。其理论基础主要依据皮部理论，中医认为皮部位于人体的最外层，内与脏腑、经络联系密切，用皮肤针叩刺皮部，可以疏通经络、调和气血而达到防治疾病的目的。多用于近视、视神经萎缩、急性扁桃体炎、感冒、咳嗽、慢性肠胃病、便秘、头痛、失眠、腰痛、皮神经炎、斑秃、痛经等病证。

一、针具

皮肤针外形似小锤状，可由多支不锈钢短针集成一束。根据针的数目多少不同，分别称为梅花针（五支针）、七星针（七支针）、罗汉针（十八支针）。针尖要求不可太锐，应呈松针形。全束针尖要平齐，防止偏斜、钩曲、锈蚀和缺损。

针柄有硬柄和软柄两种规格，软柄有弹性，一般用牛角做成，长度约15～19cm。硬柄可用塑料或木柄。

二、操作方法

硬柄和软柄的持针方式不同。硬柄用右手握住针柄，以拇指、中指挟持针柄，食指置于针柄中段上面，无名指和小指将针柄固定在小鱼际处。软柄将针柄末端固定在掌心，拇指在上，食指在下，其余手指呈握拳状握住针柄。

皮肤常规消毒，针尖对准叩刺部位，使用手腕之力，将针尖垂直叩打在皮肤上，并立刻弹起，反复进行。刺激强度根据患者的体质、病情、年龄、叩打部位的不同，有轻、中、重。轻刺激用较轻腕力叩刺，针尖接触皮肤时间较短，局部皮肤略见潮红，患者无疼痛感觉。适用于老年人、久病体弱、孕妇、儿童，以及头面五官肌肉浅薄处。重刺激用较重腕力叩打，针尖接触皮肤时间较长，局部皮肤可见隐隐出血，患者有疼痛感。适用于年壮体强，以及肩、背、腰、臀、四肢等肌肉丰厚处。中刺激叩刺的腕力介于弱、强刺激之间，局部皮肤潮红，但无渗血，患者稍觉疼痛。

叩刺部位分为三种：循经叩刺、穴位叩刺和局部叩刺。循经叩刺指沿着经脉循行路线进行叩刺，常用于颈项、背腰骶部的督脉经、膀胱经为主，其次是四肢肘、膝以下的三阴、三阳经，可以治疗其相应的脏腑经络病变。穴位叩刺指选取与所治病证相关的穴位叩刺，主要指某些特定穴、华佗夹脊穴和阳性反应点。局部叩刺指在病变局部进行叩刺，如关节病变、局部扭伤、顽癣、肌肉劳损等病证。

三、注意事项

（1）施术前检查针具，如有钩曲、不齐、缺损等，就及时修理或更换，方可使用。

（2）针刺前皮肤必须消毒。叩刺后皮肤如有出血，须用消毒干棉球擦拭干净，保持清洁，以防感染。

（3）操作时针尖须垂直上下，用力均匀，避免斜刺或钩挑。

（4）局部皮肤如有创伤、溃疡、疤痕形成等，不宜使用本法治疗。

第*6*天
穴位贴敷疗法

穴位贴敷法是指在某些穴位上敷贴药物，通过药物和穴位的共同作用以治疗疾病的一种方法。穴位贴敷法既有穴位刺激作用，又能通过皮肤组织对药物有效成分的吸收，发挥明显的药理效应，因而具有双重治疗作用。具有方法独特、操作简便、疗效显著、不良作用少的特点。

一、贴敷药物

凡是临床上有效的汤剂、丸剂，一般都可以熬膏或研末用作穴位贴敷。多选用通经走窜、开窍活络之品，如冰片、麝香、丁香、花椒、白芥子、生姜、大蒜、大葱、肉桂、细辛、白芷、皂角、穿山甲等。另外多选用气味俱厚之品，有时甚至选用力猛有毒的药物，如生南星、生半夏、川乌、草乌、巴豆、斑蝥、附子、大戟等。

二、操作方法

多通过辨证选取贴敷的穴位。也可选择病变局部的腧穴、阿是穴、经验穴及神阙、涌泉等。

根据所选穴位，采取适当体位，使药物能敷贴稳妥。敷贴药物之前，定准穴位，用温水将局部洗净，或用乙醇棉球擦净，然后敷药。也有使用助渗剂者，在敷药前，先在穴位上涂以助渗剂或将助渗剂与药物调和后再用。对于所敷之药，无论是糊剂、膏剂或捣烂的鲜品，均应将其很好地固定，以免移动或脱落，可直接用胶布固定，也可先将纱布或油纸覆盖其上，再用胶布固定。一般情况下，刺激性小的药物，每隔1~3天换药1次，不需溶剂调和的药物，还可适当延长到5~7天换药1次；刺激性大的药物，应视患者的反应和发泡程度确定敷贴时间，数分钟至数小时不等，如需再敷贴，应待局部皮肤基本恢复正常后再敷药。

三、适应病证

穴位贴敷适应病证较广，既可以治疗某些慢性病，又可治疗一些急性病证。如感冒、急慢性支气管炎、支气管哮喘、风湿性关节炎、三叉神经痛、面神经麻痹、神经衰弱、胃下垂、胃肠神经官能症、腹泻、冠心病、心绞痛、糖尿病、遗精、阳痿、月经不调、痛经、子宫脱垂、牙痛、口疮、小儿夜啼、厌食、尿床、流涎等。

四、注意事项

（1）若用膏药敷贴，在温化膏药时应掌握好温度，以免烫伤或贴不住。

（2）对胶布过敏者，可改用绷带固定敷贴药物。

（3）刺激性强、毒性大的药物，敷贴穴位不宜过多，敷贴面积不宜过大，敷贴时间不宜过长，以免发泡过大或发生药物中毒。

（4）敷贴部位或穴位通常用75％酒精先进行局部消毒，因为皮肤受药物刺激会产生发红、水泡，甚至破损，容易发生感染。

（5）孕妇的腰骶部以及合谷、三阴交、昆仑、肩井等部位不宜采用贴敷治疗。

第7天
穴位注射疗法

穴位注射疗法是选用某些中西药物注射液注入人体有关穴位，以防治疾病的方法。它将针刺与药物对穴位的双重刺激作用有机地结合起来，发挥其综合效能，以提高疗效。本法具有操作简便、用药量小、适应症广、作用迅速等优点。临床应用病证较多，临床多用于治疗腰腿痛、中风、痹症及三叉神经痛等。

一、注射药物

凡是能做肌肉注射的中西药物均可用于穴位注射。常用的中草药制剂有红花注射液、丹参注射液、当归注射液、川芎嗪注射液、鱼腥草注射液、银黄注射液、柴胡注射液、板蓝根注射液、威灵仙注射液、徐长卿注射液、清开灵注射液等。维生素类制剂，如维生素B_1、维生素B_{12}注射液使用较多。其他常用药物有5%～10%葡萄糖、胎盘组织液、硫酸阿托品、山莨菪碱、加兰他敏、强的松龙、盐酸普鲁卡因、利多卡因、氯丙嗪等。

二、操作方法

1．选穴

一般可根据针灸治疗时的处方原则辨证取穴。临床常常结合经络、经穴触诊法选取阳性反应点进行治疗。选穴宜少而精，以1～2个腧穴为妥，最多不超过4个腧穴，一般选取肌肉比较丰满的部位进行穴位注射。

2．操作程序

根据所选穴位的部位不同及用药剂量的差异，选择合适的注射器及针头。局部皮肤常规消毒，快速进针刺入穴位内，然后慢慢推进或上下提插，待针下有得气感后，回抽一下，若回抽无血，即可将药液推入。

穴位注射的用药剂量差异较大，决定于注射部位、药物的性质和浓度。一般耳穴每穴注射0.1毫升，面部每穴注射0.3～0.5毫升，四肢部每穴注射1～2毫升，胸背部每穴注射0.5～1毫升，腰臀部每穴注射

2～5毫升。中草药注射液的穴位注射常规剂量为1～4毫升。

三、注意事项

（1）必须了解和注意药物的性能、功效、应用剂量、有效期限、配伍禁忌、毒副作用和过敏反应。如普鲁卡因就有过敏者，因而在治疗时，必须做过敏试验。

（2）胸背部及颈项部注射时，切勿刺入过深，药量也不宜过大，在神经干附近注射时，要尽量避开神经干，以防损伤神经而带来不良后果。

（3）注射时一定要回抽，不能有回血，若有，则可能刺中血管，避开后再注射。

（4）孕妇的下腹部，腰骶部及禁针的穴位，同样不宜用穴位注射。

（5）注射前要先做好患者的思想工作，消除不必要的担忧和顾虑，注意防止晕针、弯针、折针等情况的发生，如有发生要及时处理，其方式同毫针处理。

（6）一次性注射器应用前，也要做好检查，针头不能带钩、带刺，注射器不能漏气。

头面躯体痛证

第**1**天

头　痛

头痛是患者自觉头部疼痛的一类病证，是临床上常见的病证。与外感风邪，以及情志、饮食、体虚久病等因素有关。本病病位在头，与手、足三阳经和足厥阴肝经、督脉相联系。基本病机是气血失和，经络不通或脑络失养。无论是外感还是内伤等因素，导致头部经络功能失常、气血失调、脉络不通或脑窍失养等，均可导致头痛。可见于多种急慢性疾病，如脑及眼、口鼻等头面部病变和许多全身性疾病均可出现头痛。在西医学中，高血压、偏头痛、丛集性头痛、紧张性头痛、感染性发热、脑外伤及五官科等均可见到头痛。

头痛中医辨证分外感和内伤两大类型。外感症状较重，头痛，发病急，可辨证为外感头痛。头痛较缓，反复发作，伴有其他内伤杂病，可辨证为内伤头痛。外感头痛见有恶风畏寒，口不渴，苔薄白，脉浮紧，多为风寒头痛；见有头痛而胀，发热，口渴欲饮，小便黄，苔黄，脉浮数，多为风热头痛；见有头痛如裹，肢体困重，苔白腻，脉濡，为风湿头痛。内伤头痛见有头胀痛，目眩，心烦易怒，面赤口苦，舌红，苔黄，脉弦数，多为肝阳头痛；见有头晕耳鸣，腰膝酸软，神疲乏力，遗精，舌红，苔少，脉细无力，为肾虚头痛；见有头痛空痛，头晕，神疲乏力，面色不华，劳则加重，舌淡，脉细弱，为血虚头痛；见有头痛昏蒙，脘腹痞满，呕吐痰涎、苔白腻，脉滑，为痰浊头痛；头痛迁延日久，或头部有外伤史，痛处固定不移，痛如锥刺，舌暗，脉细涩，为瘀血头痛。

另外还可以根据病变部位进行经络辨证，如果疼痛部在前额，辨经为阳明头痛；如果疼痛部位在后头，辨经为太阳头痛；如果疼痛部位在一侧，辨经为少阳头痛；如果疼痛在巅顶，辨经为厥阴头痛。

方法一　针刺

主穴：百会、风池、印堂、太阳、阿是穴。

配穴：风寒头痛加风府、列缺；风热头痛加大椎、曲池；风湿头痛加阴陵泉、外关；肝阳头痛加行间、太溪；肾虚头痛加太溪、悬钟；血虚头痛加血海、气海；痰浊头痛加丰隆、中脘；瘀血头痛加血海、膈俞。阳明头痛加合谷、内庭；少阳头痛加外关、侠溪；太阳头痛加后溪、申脉；厥阴头痛加太冲、中冲。

每日治疗1次，每次留针30分钟。

方法二 耳针

神门、皮质下、额、颞、枕、肝。毫针刺或压豆法。

方法三 刮痧

（1）刮头两侧：术者一手扶持患者头部右侧，保持头部相对稳定；另一手握持刮痧板刮拭头部左侧，刮拭头侧部足少阳胆经循行区域，从头前侧太阳穴附近开始，绕耳上向头侧后部乳突和风池穴方向刮拭，先轻刮，然后力量逐渐加重，以患者能够耐受为度，最后再逐渐减力轻刮，每一侧刮拭10～20次。

（2）刮前头部：术者一手呈八字扶持患者前额，保持头部相对稳定；另一手握刮痧板，首先刮拭头顶部正中督脉循行区域，从头顶部的百会穴向前额方向刮拭，每一侧刮拭10～20次，然后刮拭头顶部双侧膀胱经循行区域，刮拭的力量和次数同上。

（3）刮后头部：术者一手扶持患者头顶部，保持头部相对稳定；另一手握持刮痧板，首先刮拭头后部正中督脉循行区域，从百会穴向头后部至颈项过风府穴方向刮拭，每一侧刮拭10～20次，然后刮拭头后部两侧，从头顶部向头后部至颈项过风池穴方向刮拭，刮拭力量和次数同上。

方法四 三棱针

用三棱针点刺耳背后静脉出血，适用于头痛剧烈发作。

方法五 皮肤针

太阳、印堂、阿是穴。用皮肤针中、重度叩刺。适用于外感头痛及瘀血头痛。

方法六 穴位贴敷

吴茱萸研粉末，用水调和后敷涌泉穴。适用于肝阳上亢型头痛。

方法七 穴位注射

风池、天柱、阿是穴。选用1%的利多卡因或维生素B_1、B_{12}注射液，或当归注射液，每穴注射1～2毫升，隔日1次，10次为1个疗程。

第2天
面 痛

　　面痛是以眼、面颊部出现放射性、烧灼样抽掣疼痛为主症的疾病。多发生于40岁以上的中老年人，女性略多。发作次数不定，间歇期无症状，痛时面部肌肉抽搐，伴有面部潮红、流泪、流涎、流涕等。常因说话、吞咽、刷牙、洗脸、冷刺激、情绪变化等诱发。常与外感邪气、情志不调、外伤等因素有关。本病病位在面部，与手、足三阳经关系密切。基本病机是面部经络气血阻滞，不通则痛。风寒之邪侵袭，或风热邪毒，侵淫面部，外伤或情志不调，或久病成瘀，均可导致面部经络气血痹阻，经脉不通，产生面痛。在西医学中，相当于三叉神经痛。

　　面痛见有面部感受风寒史，遇寒则甚，得热则舒，鼻流清涕，苔白，脉浮，多为风寒证；痛处有灼热感，流涎，面赤流泪，苔薄黄，脉数，多为风热证；见有明显外伤史，或病变日久，情志变化可诱发，舌暗或有瘀斑，脉细涩，多为气血瘀滞。

　　面部主要归手、足三阳经所主。如果是眼额部痛，可归属于足太阳经病证；上颌部、下颌部痛，可归属于手、足阳明和手太阳经病证。

方法一　针刺

　　主穴：四白、下关、地仓、合谷、内庭、太冲。

　　配穴：风寒配风池、风府；风热配大椎、曲池；气血瘀滞配血海、膈俞；眼部疼痛配攒竹、阳白；上颌部疼痛配巨髎、颧髎；下颌部疼痛配承浆、颊车。

　　每日治疗1次，每次留针30分钟。

方法二　耳针

　　面颊、颌、额、神门。毫针刺或压豆法。

方法三　刮痧

　　风池、肩上区、太阳、巨髎、阿是穴、肘弯、合谷、足临泣。先刮两侧风池（自上到下拉长些），肩上区（从内到外）反复进行至皮肤出现痧痕为止，再点揉太阳、巨髎、阿是穴，力度由轻到重，以有得气感为止。然后再刮肘弯区、合谷、足临泣，以出现痧痕为止。可在太阳、巨髎、阿是穴继续点揉，每日1次，至愈为度。

方法四　皮肤针

颈后、脊柱两侧、耳颞前、颌下、口周围、耳前、耳下、两手掌。皮肤针中等强度叩刺，以皮肤潮红为度，隔日1次。

方法五　穴位贴敷

白附子3克研细，与葱白15克捣成泥状，取黄豆大1粒，摊在小圆形纸上，贴在痛侧的太阳穴上。约1小时揭下。

方法六　穴位注射

眼额部痛取攒竹，上颌疼痛取四白，下颌疼痛取下关。用1%利多卡因或维生素B_1注射液、或维生素B_{12}注射液，每穴注射0.5～1毫升。隔日1次，10次为1个疗程。

第 3 天

落　枕

　　落枕是颈部突然发生疼痛、活动障碍的一种病证，主要指急性单纯性颈项强痛，系颈部伤筋范畴。落枕常与睡眠姿势不正，或枕头高低不适，或因负重颈部过度扭转，或寒邪侵袭颈背部等因素有关。本病病位在颈项部经筋，与督脉、手足太阳经和足少阳胆经关系密切。基本病机是经筋受损，筋络拘急，气血阻滞不通。西医学认为本病是各种原因导致颈部肌肉痉挛所致。

　　颈项强痛，活动受限，头向患侧倾斜，项背牵拉痛，甚则向同侧肩部和上肢放射，见有恶风畏寒，辨证为风寒袭络；项部扭伤者，辨证为气血瘀滞。

　　项背部强痛，低头时加重，项背部压痛明显者，经络辨证为督脉、太阳经型；颈肩部疼痛，头部歪向患侧，颈肩部压痛明显，经络辨证为少阳经型。

方法一　针刺

　　主穴：阿是穴、天柱、后溪、悬钟、外劳宫。

　　配穴：风寒袭络加风池、风府；气血瘀滞加内关、合谷；督脉、太阳经型加大椎、束骨；少阳经型加风池、肩井。

　　每日治疗1次，每次留针30分钟。

方法二　耳针

　　颈、颈椎、神门。毫针刺或压豆法。

方法三　刮痧

　　脊柱两侧、肩上区、颈椎及其两侧、颈侧区、肩胛区、肩胛冈区、枕区、锁骨上下区、肘弯区。先在脊柱两侧（颈椎至胸12）轻刮3行，至出现汗潮红为止，并重点刮颈椎及其两侧3行，至出现痧痕为止，再刮颈侧区与肩上区（重点刮患侧）1~3行、枕区、肩胛区、肩胛冈区、锁骨上下区及肘弯区。每日1次，至愈为度。

方法四　皮肤针

风池、肩井、手三里、后溪、悬钟、阿是穴。皮肤针叩刺局部发红，微微出血，隔日1次。

方法五　穴位贴敷

山楂100克，细辛10克。上药共研细末，取药粉适量，以黄酒调成糊状，敷于颈部疼痛处，外用纱布盖上，胶布固定。每日或隔日换药1次。

方法六　穴位注射

天柱、阿是穴。丹参注射液、香丹注射液或维生素B_1、B_{12}混合液，每穴注射0.5～1毫升。隔日1次。

第**4**天
漏肩风

漏肩风是以肩部疼痛，痛处固定，活动受限为主症的疾病。因本病多发于50岁左右的成人，故俗称"五十肩"。后期常出现肩关节的粘连，肩部呈现固结状，活动明显受限，又称"肩凝症"、"冻结肩"等。中医学认为本病与体虚、劳损及风寒侵袭肩部等因素有关。本病病位在肩部筋肉，与手三阳、手太阴经关系密切。基本病机是肩部经络不通或筋肉失于气血温煦和濡养。无论是感受风寒，痹阻气血，或劳作过度、外伤，损及筋脉，气滞血瘀，还是年老气血不足，筋骨失养，皆可导致本病。本病相当于西医学的肩关节周围炎。本病早期以疼痛为主，后期以功能障碍为主。

有明显的感受风寒史，遇风寒痛增，得温痛缓，畏风恶寒，辨证为外邪内侵；肩部有外伤或劳作过度史，疼痛拒按，舌暗或有瘀斑，脉涩，辨证为气滞血瘀；肩部酸痛，劳累加重，或伴见头晕目眩，四肢乏力，舌淡，苔薄白，脉细弱，辨证为气血虚弱。

可根据疼痛点进行经络辨证，肩后部压痛明显，为手太阳经型；肩前外部压痛明显，为手阳明经型；肩外侧压痛明显，为手少阳经型，肩前部压痛明显，为手太阴经型。

方法一　针刺

主穴：肩髃、肩贞、肩前、阿是穴、阳陵泉、条口透承山。

配穴：手阳明经型加三间；手少阳经型加中渚；手太阳经型加后溪；手太阴经型加尺泽。

每日治疗1次，每次留针30分钟。

方法二　耳针

肩、锁骨、神门、皮质下、肾上腺。毫针刺或压豆法。

方法三　刮痧

1．刮颈部正中：患者坐位，用轻手法刮拭颈部正中督脉循行区域，从风府至大椎穴，刮10~20次。

2．刮肩上部：从后发际风池穴向肩井穴、肩髃穴方向刮拭，每侧刮拭20~30次，风池穴、肩髃穴可采用点压法、按揉法。

3．刮肩胛内侧：用重刮法从后发际天柱穴向大杼穴、膈俞穴方向刮拭，每侧刮拭20~30次。

4．刮肩后部：用轻刮法由内向外刮拭肩胛冈上下，然后刮拭肩关节后缘的腋后线，每一部位刮拭20~30次。

5．刮肩前部：刮拭腋前线，每侧从上向下刮拭20~30次。

6．刮肩外侧：术者一手握住患者前臂手腕处，使上肢外展45°，用重刮法刮拭肩关节外侧的三角肌正中及两侧缘，每侧刮拭10~20次。

方法四　皮肤针

肩髃、肩贞、曲池、合谷。皮肤针叩刺，以中度为宜。隔日1次，10次为1个疗程。

方法五　穴位贴敷

川乌、草乌、樟脑各90克，共研细末，根据疼痛部位大小取药末适量，用陈醋调状糊状，贴敷压痛点，厚约0.5厘米，外以纱布、胶布固定。然后用热水袋热敷30分钟，每日换药1次。

方法六　穴位注射

肩髃、阿是穴、天宗。泼尼松龙25毫克加1%利多卡因注射液2毫升，每穴注入1~2毫升。3~5天再注射1次。

第**5**天

腰　痛

　　腰痛又称"腰脊痛"，是以腰部疼痛为主症的病证。腰痛主要与感受外邪、跌扑损伤和劳欲过度等因素有关。上述因素可导致腰部经络气血阻滞，不通则痛。本病病位在腰部筋骨，与肾、膀胱经、督脉关系密切。基本病机是腰部经络不通，气血痹阻，或肾精亏虚，腰部失于濡养、温煦。西医学中，腰痛多见于腰部软组织损伤、肌肉风湿、腰椎病变以及部分内脏病变中。

　　腰部受寒，阴雨天加重，腰部冷痛重着、酸麻，或拘挛不可俯仰，或痛连臀部，辨证为寒湿腰痛；腰部有劳伤或陈伤，劳累、晨起、久坐加重，腰部两侧肌肉触之有僵硬感，痛处固定不移如针刺，辨证为瘀血腰痛；腰眼隐隐作痛，起病缓慢，或酸多痛少，乏力易倦，脉细，辨证为肾虚腰痛。

　　可根据疼痛的部位进行经络辨证，疼痛在腰脊正中部，为督脉病证；疼痛在腰脊两侧，为足太阳经证。

方法一　针刺

　　主穴：肾俞、大肠俞、委中、腰眼、阿是穴。

　　配穴：寒湿腰痛加腰阳关；瘀血腰痛加膈俞、次髎；肾虚腰痛加大钟。病在督脉加后溪；病在足太阳经加申脉。

　　每日治疗1次，每次留针30分钟。

方法二　耳针

　　腰骶椎、肾、膀胱、神门、皮质下。毫针刺或压豆法。

方法三　刮痧法

　　1．刮背腰部正中：用轻刮法从上向下刮拭背腰部正中督脉区域，刮拭10～20次。

　　2．刮背腰部脊柱两侧：用重刮法从上向下刮拭背腰部脊柱旁开1.5～3寸的区域，也可以分别刮拭背部膀胱经的两条侧行线，每侧刮拭20～30次。

3．刮腰骶部：用轻刮法刮拭上髎、次髎、中髎、下髎到会阳，每侧刮拭10～20次。

方法四　三棱针

用三棱针点刺阿是穴后，加拔火罐。适用于瘀血腰痛和寒湿腰痛。

方法五　皮肤针

肾俞、大肠俞、命门、腰阳关、腰眼、腰3至腰5夹脊穴。在选取的腧穴处用皮肤针均匀叩刺，力量适中，以皮肤渗血为度，然后在叩刺部位拔罐。每周2次，10次为1个疗程。

方法六　穴位贴敷

肉桂5克、川乌、乳香、蜀椒各10克，樟脑1克。上药共研细末，取药末适量用白酒炒热后，趁热贴敷于肾俞、命门、次髎穴，外用塑料薄膜盖上，胶布固定。每2天换药1次。

方法七　穴位注射

阿是穴、夹脊穴。地塞米松5毫升加1%利多卡因注射液2毫升，每穴注射2～5毫升。3～5天再注射1次。

第**6**天

肘　劳

　　肘劳是指肘部疼痛，伴有伸腕和前臂旋转功能障碍的慢性劳损性疾病。本病属中医学"伤筋"范畴，一般起病缓慢，常反复发作，无明显外伤史，多见于从事旋转前臂和屈伸肘关节的劳动者，如木工、钳工、水电工、矿工及网球运动员等。本病病位在肘部手三阳经筋。基本病机是筋脉不通，气血阻滞。肘劳主要与慢性劳损有关，前臂在反复地做拧、拉、旋转等动作时，可使肘部的经筋慢性损伤，迁延日久，气血阻滞，脉络不痛，不通则痛。西医学中，肘劳多见于肱骨外上髁炎，肱骨内上髁炎和尺骨鹰嘴炎等疾病中。

　　若肘关节外上方有明显的压痛点，辨经为手阳明经筋病证；若肘关节内下方有明显的压痛点，辨经为手太阳经筋病证；若肘关节外部有明显的压痛点，辨经为手少阳经筋病证。

方法一　针刺

　　主穴：曲池、阿是穴、肘髎、阳陵泉。

　　配穴：手阳明经筋加手三里、三间；手太阳经筋加小海、阳谷；手少阳经筋加天井、外关。

　　每日治疗1次，每次留针30分钟。

方法二　耳针

　　取穴：肘、神门、皮质下、肾上腺。毫针刺或压豆法。

方法三　刮痧

　　取穴：阿是穴、曲池、肘髎、手三里、合谷。先刮肘部的阿是穴、曲池、肘髎，再刮前臂手三里、合谷。最后取患侧自上到下刮出痧痕为止，每日1次，中病即止。

方法四　三棱针

　　用三棱针点刺阿是穴，加拔火罐。

方法五　皮肤针

曲池、阿是穴、手三里、肘髎、合谷。用皮肤针在上述穴位处进行叩刺，以局部皮肤出现密集出血点为度。隔日1次，6次为1个疗程。

方法六　穴位注射

阿是穴。用泼尼松龙25毫克加1%利多卡因注射液2毫升，每穴注入2～5毫升。3～5天再注射1次。

第7天
痹　证

　　痹证是以肢体关节及肌肉酸痛、麻木、重着、屈伸不利，甚或关节肿大灼热等为主症的一类病证。多与外感风寒湿热之邪和人体正气不足有关。风寒湿等邪气，在人体卫气虚弱时容易侵入人体而致病。汗出当风、坐卧湿地、涉水冒雨等，均可使风寒湿等邪气侵入人体经络，留于关节，导致经脉气血闭阻不通，不通则痛。基本病机是经络不通，气血痹阻。在西医学中，多与风湿性关节炎、类风湿性关节炎、骨性关节炎等有关。

　　疼痛游走，痛无定处，时见恶风发热，舌淡，苔薄白，脉浮，辨证为行痹；疼痛较剧，痛有定处，遇寒痛增，得热则减，局部皮色不红，触之不热，苔薄白，脉弦紧，辨证为痛痹；肢体关节酸痛重着不移，或有肿胀，肌肤麻木不仁，阴雨天加重或发作，苔白腻，脉濡缓，辨证为着痹；关节疼痛，局部灼热红肿，痛不可触，关节活动不利，可累及多个关节，伴有发热恶风，口渴烦闷，苔黄燥，脉滑数，辨证为热痹。

方法一　针刺

　　主穴：肩部：阿是穴、肩髃、肩髎、肩贞、臑俞。
　　　　　肘部：阿是穴、曲池、天井、尺泽、少海。
　　　　　腕部：阿是穴、阳池、外关、阳溪、腕骨。
　　　　　脊背：阿是穴、大杼、身柱、腰阳关、夹脊。
　　　　　髀部：阿是穴、环跳、居髎、秩边、髀关。
　　　　　膝部：阿是穴、血海、梁丘、膝眼、阳陵泉。
　　　　　踝部：阿是穴、申脉、照海、昆仑、丘墟。
　　配穴：行痹加膈俞、血海；痛痹加肾俞、腰阳关；着痹加阴陵泉、足三里；热痹加大椎、曲池。
　　每日治疗1次，每次留针30分钟。

方法二　耳针

相应疼痛部位、神门、皮质下。毫针刺或压豆法。

方法三　刮痧

脊柱两侧、两侧肘弯区、或腰、骶、尾椎及其两侧膝弯区、疼痛的关节局部及其周围和异常反应部位。先刮脊柱两侧（自颈椎至骶尾椎）轻刮3行至出现泛红为止；再重点刮治胸1至胸5或腰、骶、尾椎及其两侧5行和异常反应部位，均出现痧痕为止，然后刮肘弯区或膝弯区作诱导刺激，最后在患部作局部刮治刺激。每日或隔日1次，10次为1个疗程。

方法四　皮肤针

用皮肤针重叩背脊两侧和关节病痛部位，使出血少许，加拔火罐。

方法五　穴位贴敷

紫荆皮50克、赤芍、独活各30克。上药共研细末，取药末25克，加葱白适量捣如泥状，烘热贴敷患处，外以纱布盖上，胶布固定。每日换药1次，10次为1个疗程。

方法六　穴位注射

阿是穴。当归、丹皮酚、威灵仙等注射液，每穴注入0.5～1毫升，注意勿注入关节腔内。

第 7 周

神经、精神系统病证

第1天
中 风

中风是以突然昏倒、不省人事，伴口角㖞斜、语言不利、半身不遂，或不经昏仆，仅以口㖞、半身不遂为主要表现的病证。中风多与饮食不节、情志内伤、思虑过度、年老体衰等因素有关。本病病位在脑，与心、肝、脾、肾关系密切。基本病机是气血逆乱，上犯于脑。西医学中，可见于急性脑血管病，如脑梗塞、脑出血、脑栓塞、蛛网膜下腔出血等。

中风辨证首先辨中经络和中脏腑。中经络出现半身不遂，舌强语蹇，口角㖞斜，无意识障碍。见有肢体麻木或手足拘急，头晕目眩，苔白腻，脉弦滑，辨证为风痰阻络；见有面红目赤，眩晕头痛，心烦易怒，口苦咽干，尿黄便秘，舌红或绛，苔黄或燥，脉弦有力，辨证为风阳上扰；见有口黏痰多，腹胀便秘，舌红，苔黄腻，脉弦滑大，辨证为痰热腑实；见有肢体软弱，偏身麻木，手足肿胀，面色淡白，气短乏力，心悸自汗，舌暗苔白腻，脉细涩，辨证为气虚络瘀；见有肢体麻木，心烦失眠，眩晕耳鸣，手足拘挛或蠕动，舌红，少苔，脉细数，辨证为阴虚风动。

神志恍惚，迷蒙，嗜睡或昏睡，甚到昏迷，半身不遂，辨证为中脏腑。中脏腑见有神昏面赤，呼吸急促，喉中痰鸣，牙关紧闭，口噤不开，肢体强痉，两手握固，二便不通，苔黄腻，脉洪大而数，辨证为闭证；见有面色苍白，瞳神散大，气息微弱，手撒口开，汗出肢冷，二便失禁，舌痿，脉细弱，辨证为脱证。

方法一 针刺

1. 中经络

主穴：内关、极泉、尺泽、委中、三阴交、足三里。

配穴：肝阳暴亢加太冲、太溪；风痰阻络加丰隆、合谷；痰热腑实加曲池、内庭、丰隆；气虚血瘀加气海、血海；阴虚风动加太溪、风池；口角㖞斜加颊车、地仓；上肢不遂加肩髃、手三里、合谷；下肢不遂加环跳、阳陵泉、阴陵泉、风市；尿失禁、尿潴留加中极、曲骨、关元。

操作：内关用捻转泻法，持续运针1~3分钟；三阴交、足三里用提插补法；刺极泉时，在原穴位置下2寸心经上取穴，避开腋毛，直刺进针，用提插泻法，以患者上肢有麻胀和抽动感为度；尺泽、委中直刺，提插泻法，使肢体有抽动感。

2．中脏腑

主穴：水沟、素髎、百会、内关。

配穴：闭证加十宣、合谷、太冲开窍启闭；脱证加关元、气海、神阙回阳固脱。

操作：内关用捻转泻法，持续运针1～3分钟；素髎、水沟用雀啄法，以患者面部表情出现反应为度；十宣穴用三棱针点刺出血；太冲、合谷用泻法，强刺激。关元、气海用大艾炷灸法，神阙穴用隔盐灸，直至四肢转温为止。

方法二　刮痧

脊柱两侧、肩上区、上肢重点取颈椎至胸1至胸10及其两侧5行、肩肌三角区、臂前后区、肘弯区、肘下内外侧区、手掌面区、掌背区、下肢重点取胸8至胸12和腰骶椎及其两侧5行、臀部、股前、内、外、后外侧区、膝弯区、小腿内、外、后侧区、足背区。先刮脊椎两侧（自颈椎至骶4），自上而下，轻刮3行，肩上区1行至皮肤泛红为度，作为常规治疗。再按病变部位，上下肢按上法，半身不遂全取。一般配穴取患侧，甚则取两侧。再重点刮治（上肢为颈椎至胸1至胸10及其两侧和异常反应部位，下肢为胸8至胸12与腰骶椎及其两侧和异常反应部位）至皮肤出现痧痕为度。再按病变部位刮治配合部位。每日或隔日1次，30天为1个疗程。适用于中风恢复期。

方法三　三棱针

十宣穴、八风穴。用三棱针点刺出血，适用于手足麻木。

方法四　皮肤针

上肢取肩髃、曲池、手三里、外关、合谷。下肢取环跳、阳陵泉、足三里、解溪、昆仑、风市、悬钟。用皮肤针沿经络走向在患侧轻叩至皮肤潮红，加拔火罐。隔日1次，10次为1个疗程。用于中风恢复期。

方法五　穴位贴敷

桃仁、红花、山栀子各5克，冰片3克。上药共研细末，用白酒适量调成稀糊状，外敷于患侧涌泉穴，外加包扎固定。每日换药1次。适用于中风后遗症。

方法六　穴位注射

肩髃、曲池、内关、手三里、风市、足三里、阳陵泉、绝骨。每次取2～3穴，选用当归注射液或丹参注射液或红花注射液或维脑路通或维生素B_1、B_{12}、ATP、辅酶A等，每穴注入1~3毫升，10次为1个疗程。

痿 证

　　痿证是以肢体筋脉弛缓、软弱无力，日久因不能随意运动而出现肌肉萎缩的一种病证。痿证的发生多与感受外邪、饮食不节、久病房劳、跌打损伤、药物损伤等因素有关。本病病位在筋脉肌肉，但病根在五脏虚损。基本病机是筋脉肌肉受损，气血运行受阻，或气血阴精亏耗，筋脉肌肉失养。西医学中，见于运动神经元疾病、周围神经损伤、急性感染性多发性神经根炎、脑瘫、重症肌无力、进行性肌营养不良、外伤性截瘫等疾病。

　　发热多汗，热退后突然出现肢体软弱无力，心烦口渴，小便短黄，舌红，苔黄，脉细数，辨证为肺热津伤；肢体逐渐痿软无力，下肢沉重、微肿而麻木不仁，或足胫热，小便赤涩，舌红，苔黄腻，脉滑数，辨证为湿热浸淫；肢体痿软无力日久，食少纳呆，腹胀便溏，面浮无华，神疲乏力，舌淡或有齿印，苔腻，脉细弱，辨证为脾胃虚弱；起病缓慢，下肢痿软无力，甚至步履艰难，腿胫肌肉萎缩严重，腰脊酸软，不能久立，或伴眩晕耳鸣，舌红，少苔，脉沉细，辨证为肝肾亏虚；四肢痿弱，肌肉瘦削，手足麻木不仁，四肢青筋显露，舌质暗淡或瘀点、瘀斑，脉细涩，辨证为脉络瘀阻。

方法一　针刺

　　主穴：上肢：肩髃、曲池、合谷、颈胸夹脊。

　　　　　下肢：髀关、足三里、阳陵泉、三阴交、腰夹脊。

　　配穴：肺热伤津加鱼际、尺泽；湿热浸淫加阴陵泉、中极；脾胃虚弱加脾俞、胃俞；肝肾亏虚加肝俞、肾俞；脉络瘀阻加血海、膈俞。

　　每日治疗1次，每次留针30分钟。

方法二　耳针

　　病变相应部位、交感、肾上腺、神门、胃、肝、脾、肾。毫针刺或压籽法。

方法三　刮痧

大椎、膏肓俞、神堂、肺俞、肩髃、曲池、阳溪、合谷、伏兔、梁丘、足三里、解溪。先在大椎、膏肓俞、神堂、肺俞用中等强度刮拭3分钟，再轻刮上下肢腧穴3～5分钟，每日1次。

方法四　皮肤针

华佗夹脊、肺俞、肝俞、脾俞、胃俞、手足阳明经穴。用皮肤针重叩背部腧穴，再沿手足阳明经脉循行线每隔2～3厘米叩刺一处，重点在穴位处，用中等或轻度刺激。每日叩刺1次，15～20次为一疗程。

方法五　穴位注射

华佗夹脊、曲池、手三里、足三里、阳陵泉、三阴交。用辅酶A、ATP、维生素B_1、维生素B_{12}、加兰他敏注射液。每次选用2～4穴，每穴注入0.5～2毫升。

第3天
面　瘫

　　面瘫是以口、眼向一侧歪斜为主要表现的病证，又称"口眼㖞斜"。面瘫多与劳作过度，正气不足，风寒或风热乘虚而入等因素有关。本病病位在面部，与少阳、阳明经筋相关。基本病机是气血痹阻，经筋功能失调。西医学中，面瘫多见于周围性面神经麻痹，最常见于贝尔麻痹。

　　见于发病初期，面部有受凉史，舌淡，苔薄白，脉浮紧，辨证为风寒证；多在发病初期前有感冒发热，舌红，苔薄黄，脉浮数，辨证为风热证；多见于恢复期或病程较长的患者，兼见肢体困倦乏力，面色淡白，头晕等症，辨证为气血不足。

方法一　针刺

　　主穴：阳白、四白、颧髎、地仓、颊车、翳风、合谷。

　　配穴：风寒、风热加风池；气血不足加足三里。味觉减退加足三里；听觉过敏加阳陵泉；抬眉困难加攒竹；鼻唇沟变浅加迎香。

　　每日治疗1次，每次留针30分钟。

方法二　刮痧

　　脊柱两侧、肩上区、颈1至劲7与胸1至胸5及其两侧、颈侧区、肘弯区和患侧阳白、颊车、地仓、翳风、牵正。先在脊椎两侧（自颈椎至胸10）轻刮3行至皮肤出现潮红为止，再刮颈侧、肩上区1行，刮至出现痧痕为止，然后刮颈1至胸10及其两侧，重刮5行，至出现痧痕为止，中度刮肘弯区。最后点揉患侧阳白、颊车、地仓、翳风、牵正各3～5分钟，再用梅花针各叩刺20～30下，每日1次。

方法三　三棱针

　　用三棱针点刺耳背静脉放血，适用于面瘫早期。

方法四 皮肤针

阳白、颧髎、地仓、颊车。用皮肤针叩刺或三棱针点刺出血后拔火罐。适用于面瘫恢复期。

方法五 穴位贴敷

用白附子研细末，加冰片少许做面饼，贴敷于太阳、阳白、颧髎、地仓、颊车穴位上，每日1次。或将马钱子锉成粉末，取1～2分撒于胶布上，贴于穴位处，每隔5～7天1次。

方法六 穴位注射

维生素B_1和维生素B_{12}注射于双侧足三里，隔日1次。或注射于颧髎、地仓、颊车穴，隔日1次。

第**4**天

痴 呆

痴呆是以呆傻愚笨为主要临床表现的神志类病证。痴呆的发生多与先天遗传、年老体虚、七情内伤、久病损耗、中毒外伤等因素有关。本病病位在脑，与心、肝、脾、肾功能失调有关。基本病机是髓海不足，神机失用。西医学中，多见于老年性痴呆、脑血管性痴呆、脑叶萎缩症、脑积水、代谢性脑病、中毒性脑病等疾病中。

记忆力减退，词不达意，伴有头晕耳鸣，懒惰思卧，腰酸骨软，步履艰难，舌瘦色淡，苔薄白，辨证为髓海不足；行为、表情失常，步态不稳，面色淡白，气短乏力，或四肢不温，腹痛喜按，舌淡，苔白，脉细弱无力，辨证为脾肾两虚；表情呆板，行动迟缓，终日寡言，坐卧不起，记忆力丧失，二便失禁，舌胖嫩而淡，边有齿印，苔白厚腻，脉滑，辨证为痰浊蒙窍；神情淡漠，反应迟钝，常默默无语，或离奇幻想，健忘易惊，舌质紫暗、有瘀点或瘀斑，脉细涩，辨证为瘀血内阻。

方法一　针刺

主穴：百会、四神聪、风府、太溪、悬钟、足三里。

配穴：髓海不足加肾俞；脾肾两虚加脾俞、肾俞；痰浊蒙窍加丰隆；瘀血内阻加膈俞、内关。

每日治疗1次，每次留针30分钟。

方法二　耳针

心、肝、肾、枕、缘中、神门、肾上腺。毫针刺或压豆法。

方法三　刮痧

百会、膏肓俞、心俞、肾俞、悬钟、太溪、内关、神门、足三里、复溜。先刮百会、膏肓俞、心俞、肾俞，再刮四肢部腧穴，至出现痧痕为度。隔日1次。

方法四　皮肤针

脊柱两侧、阳性反应点、足三里、三阴交、百会、四神聪、太溪、肾俞。用皮肤针在阳性反应点重叩，其余部位轻或中等叩刺，每日或隔日1次。

方法五　穴位注射

风府、风池、肾俞、足三里、三阴交。用当归注射液，或丹参注射液，或胞二磷胆碱，或乙酰谷酰胺注射液，每穴注入0.5～1毫升。隔日1次。

第**5**天

震颤麻痹

震颤麻痹又称"帕金森病"，是指以静止性震颤、肌强直、运动徐缓为主要特征的锥体外系疾病，分为原发性和继发性两种。原发性震颤麻痹好发于50～60岁，男多于女，少数人有家族史。继发性震颤麻痹多见于脑炎、脑动脉硬化、颅脑损伤、基底节肿瘤、甲状旁腺功能减退或基底节钙化、慢性肝脑变性及一氧化碳或二硫化碳等化学物质中毒等。归于中医的"颤证"范畴。震颤麻痹的发生常于年老体虚、情志过极、饮食不节和劳逸失当等因素有关。本病病位在脑，病变脏腑主要肝，涉及脾、肾。基本病机是虚风内动，或痰热动风。

见有眩晕耳鸣，面赤烦燥，心情紧张时加重，语言不清，尿赤便干，舌质红，苔黄，脉弦，辨证为风阳内动；见有胸脘痞闷，口苦口黏，舌体胖大，有齿痕，舌质红，苔黄腻，脉弦滑数，辨证为痰热风动；见有面色无华，表情淡漠，神疲乏力，心悸健忘，舌体胖大，舌淡，苔薄，脉细弱，辨证为气血亏虚；见有腰膝酸软，失眠心烦，头晕耳鸣，舌淡，苔薄白，脉细，辨证为髓海不足；见有畏寒肢冷，心悸懒言，气短自汗，小便清长，大便溏，舌质淡，苔薄白，脉沉迟无力，辨证为阳气虚衰。

方法一　针刺

主穴：百会、四神聪、风池、合谷、太冲、阳陵泉。

配穴：风阳内动加肝俞、三阴交；痰热风动加丰隆、阴陵泉；气血亏虚加气海、血海；髓海不足加悬钟、肾俞；阳气虚衰加大椎、关元。

每日治疗1次，每次留针30分钟。

方法二　耳针

肝、皮质下、缘中、神门、枕、颈、肘、腕、指、膝。每次选用4～6穴，毫针刺或压籽法。

方法三 刮痧

脊柱两侧、百会、风池、合谷、太冲、阳陵泉。先在脊柱两侧（从大椎至尾椎）轻刮3行，至出现潮红为止，并重点刮百会、风池、合谷、太冲、阳陵泉，刮至出现痧痕为止，每日1次。

方法四 皮肤针

百会、肝俞、胆俞、脾俞、胃俞、肾俞、肩髃、曲池、合谷、足三里、阳陵泉三阴交、太溪、太冲。用皮肤针在所选腧穴部位以轻度叩3～5分钟，到皮肤潮红，有细小出血点更佳。每日治疗1次，10次为一疗程。

方法五 穴位注射

天柱、大椎、风池、曲池、手三里、阳陵泉、足三里、三阴交。用丹参注射液、或当归注射液、黄芪注射液、或者10%葡萄糖注射液、或维生素B_1、B_{12}注射液。每次选用2～4穴，每穴注射1～2毫升。

第**6**天

不 寐

不寐是以经常不能获得正常睡眠为特征的一种病证，又称"不得眠"、"不得卧"、"目不眠"。轻者入寐困难或寐而易醒，醒后不寐；重者彻夜难眠。不寐多与饮食不节、情志失常、劳逸失调、病后体虚等因素有关。本病病位在心，与肾、肝、脾关系密切。基本病机是心神不安，或阳盛阴衰，阴阳失交。西医学中，可见于神经官能症、更年期综合征、焦虑症、抑郁症、贫血等多种疾病中。

见有烦躁易怒，胸闷胁痛，头痛眩晕，面红目赤，尿黄，舌红，苔黄，脉弦数，辨证为肝火扰心；见有心烦懊侬，胸闷脘痞，口苦痰多，头晕目眩，舌红，苔黄腻，脉滑数，辨证为痰热扰心；见有心悸健忘，头晕目眩，神疲乏力，面色不华，舌淡，苔白，脉细弱，辨证为心脾两虚；见有手足心热，头晕耳鸣，腰膝酸软，咽干少津，舌红，苔少，脉细数，辨证为心肾不交；见有易于惊醒，胆怯心悸，气短倦怠，舌淡，苔薄，脉弦细，辨证为心胆气虚。

方法一 针刺

主穴：神门、内关、三阴交、安眠。

配穴：肝火扰心加行间；痰热扰心加丰隆；心脾两虚加心俞、脾俞；心肾不交加太溪；心胆气虚加胆俞、丘墟。

每日治疗1次，每次留针30分钟。

方法二 耳针

心、脾、肾、神门、皮质下、交感。毫针刺或压豆法。

方法三 刮痧

脊柱两侧、头部各区、胸骨柄区、胸5至胸8及腰骶椎及其两侧、膝眼下。消化系统症状配上腹部；性功能障碍配下腹部、腹股沟区。先轻刮脊柱两侧3行，再重点刮胸1至胸8与腰骶椎5行至出现瘢痕为止，再轻刮头部各区、胸骨柄区及膝眼下，然后刮配穴和患者主诉症状的某些部位。每日1次，10次为1个疗程。

方法四　皮肤针

印堂、百会、安眠、心俞、肝俞、脾俞、肾俞、脊柱两侧。叩刺至局部皮肤潮红。隔日1次，10次为1个疗程。

方法五　穴位贴敷

吴茱萸、肉桂各等份。共研细末，临睡前取药末10克，调酒炒热敷于两侧涌泉穴，或取药末5克调蜂蜜为软膏，贴敷于神门、三阴交。每天换药1次。

方法六　穴位注射

神门、内关、三阴交、心俞、肾俞、足三里。选用维生素B_1和维生素B_{12}注射液，也可选用生脉注射液、参芪注射液，每次选用2～3穴，每穴注射1～2毫升。

第**7**天

郁　证

　　郁证是以心情抑郁、情绪不宁、胸部满闷、胁肋胀痛，或易怒善哭，以及咽中如有异物梗塞、失眠等症为主要临床表现的一类病证。郁证的发生多与情志不舒、思虑过度、饮食不节等因素有关。本病病位在肝，可涉及心、脾、肾。基本病机是气机郁滞，脏腑阴阳气血失调。西医学中，见于神经症、神经衰弱、癔病、焦虑症、更年期综合征、反应性精神病等疾病。

　　精神抑郁，善太息，胸胁胀痛，痛无定处，或脘腹痞闷，嗳气频作，女子月经不调，苔薄白，脉弦，辨证为肝气郁结；急躁易怒，胸闷胁胀，头痛目赤，耳鸣，口干而苦，嘈杂吞酸，便结尿黄，舌红，苔黄，脉弦数，辨证为气郁化火；咽中不适，如有物梗阻，吞之不下，咯之不出，胸部窒塞，胁肋胀满，苔白腻，脉弦滑，辨证为痰气郁结；心神不宁，多疑易惊，悲忧善哭，喜怒无常，舌质淡，脉弦，辨证为心神失养；多思善虑，心悸胆怯，失眠健忘，面色萎黄，头晕目眩，神疲倦怠，食欲不振，舌淡，脉细弱，辨证为心脾两虚；病程日久，虚烦少寐，烦燥易怒，口干咽燥，或遗精腰酸，女子月经不调，舌红，脉细数，辨证为心肾阴虚。

方法一　针刺

　　主穴：百会、印堂、太冲、神门、内关、膻中。

　　配穴：肝气郁结加期门；气郁化火加行间；痰气郁结加丰隆、中脘；心神失养加心俞、少海；心脾两虚加心俞、脾俞；心肾阴虚加肾俞、太溪。

　　每日治疗1次，每次留针30分钟。

方法二　耳针

　　心、肝、神门、枕、缘中、内分泌、皮质下。毫针刺或压豆法。

方法三　刮痧

　　脊柱两侧、百会、印堂、太冲、内关、神门、膻中。先在脊柱两侧（从大椎至尾椎）轻刮3行，至出现潮红为止，并重点刮百会、印堂、太冲、内关、神门、膻中，刮至出现痧痕为止，每日1次。

方法四　皮肤针

脊柱两侧、内关、百会、期门、中脘、心俞、肝俞。用皮肤针轻度或中等强度叩3～5分钟，到皮肤潮红，每日或隔日治疗1次。

方法五　穴位注射

风池、心俞、脾俞、足三里。用丹参注射液，或参麦注射液，每穴注入0.5～2毫升。

消化系统病证

第1天

胃 痛

　　胃痛，又称"胃脘痛"，是指上腹胃脘部发生的疼痛。古代文献中的"心痛"、"心下痛"，多指胃痛而言。胃痛常与寒邪客胃、饮食伤胃、情志不畅和脾胃虚弱等因素有关。本病病位在胃，与肝、脾关系密切。基本病机是胃气失和、胃络不通或胃失温养。无论是胃腑本身病变还是其他脏腑的病变影响到胃腑，使胃络不通或胃失温煦濡养均可导致胃痛。西医学中，胃痛多见于急慢性胃炎、消化系溃疡、胃肠神经官能症、胃黏膜脱垂、胃痉挛、胃扭转、胃下垂等疾病。

　　若暴发疼痛，痛势较剧，痛处拒按，饥时痛减，纳后痛增者为实证；痛势隐隐，痛处喜按，空腹痛甚，纳后痛减者为虚证。胃痛暴作，得温痛减，遇寒痛增，恶寒喜暖，口不渴，喜热饮，苔薄白，脉弦紧，辨证为寒邪犯胃；胃脘胀满疼痛，嗳腐吞酸，嘈杂不舒，呕吐或矢气后痛减，大便不爽，苔厚腻，脉滑，辨证为饮食伤胃；胃脘胀满，脘痛连胁，嗳气频频，吞酸，大便不畅，每因情志不畅而诱发，心烦易怒，喜太息，苔薄白，脉弦，辨证为肝气犯胃；胃痛拒按，痛有定处，或有呕血便黑，舌质紫暗或有瘀斑，脉细涩，辨证为瘀血停胃；泛吐清水，喜暖畏寒，大便溏薄，神疲乏力，或手足不温，舌淡，苔薄，脉虚弱或迟缓，辨证为脾胃虚寒；胃脘灼热隐痛，似饥而不欲食，口燥咽干，大便干结，舌红少津，脉弦细或细数，辨证为胃阴不足。

方法一　针刺

　　主穴：中脘、足三里、内关、公孙。

　　配穴：寒邪犯胃加梁丘、胃俞；饮食伤胃加下脘、梁门；肝气犯胃加太冲、期门；瘀血停滞加三阴交、膈俞；脾胃虚寒加脾俞、关元；胃阴不足加胃俞、内庭。

　　每日治疗1次，每次留针30分钟。

方法二　耳针

胃、十二指肠、脾、肝、神门、交感。毫针刺或压豆法。

方法三　指压法

至阳、灵台。俯卧位，用双手拇指按压3~5分钟。疼痛缓解即停。

方法四　刮痧

上脘至下脘连线及其相对应之背部脊椎和两侧、膝眼下。先刮对应之脊椎及其两侧，再刮上腹连线，手法力度中等，以出现痧痕为止，再刮膝眼下，每日1次，10次为1个疗程。

方法五　皮肤针

足三里、中脘、胃俞、脾俞。中等强度叩刺，至皮肤隐隐出血。隔日1次，10次为1个疗程。

方法六　穴位贴敷

炒栀子、附子各等份。上药共研细末。取细末适量，以白酒调和成膏状，于睡前贴于膻中穴，次日取下。

方法七　穴位注射

中脘、足三里、胃俞、脾俞。根据中医辨证，分别选用当归注射液、丹参注射液、参附注射液或生脉注射液，也可选用维生素B_1、维生素B_{12}注射液，每次取2~3穴，每天注射0.5~2毫升。

第2天

呕吐

　　呕吐是指胃气上逆，胃中之物从口中吐出而言。一般有物有声谓之呕，有物无声谓之吐，无物有声谓之干呕。临床上呕与吐常同时出现，故称呕吐。本病的发生常与外邪犯胃、饮食不节、情志失调、体虚劳倦等因素有关。本病病位在胃，与肝、脾关系密切。基本病机是胃失和降，胃气上逆。无论是胃腑本身病变还是其他脏腑的病变影响到胃腑，使胃失和降、胃气上逆，均可导致呕吐。西医学中，呕吐可见于胃神经官能症、急慢性胃炎、幽门痉挛（或梗阻）、功能性消化不良、胆囊炎、胰腺炎等疾病中。

　　若发病急，呕吐量多，吐出物多酸臭味，或伴寒热者，为实证；病程较长，发病较缓，时作时止，吐出物不多，腐臭味不甚者，为虚证。突发呕吐，发热恶寒，头身疼痛，胸脘满闷，舌苔白腻，脉濡缓，辨证为外邪犯胃；因暴饮暴食，而呕吐酸腐，脘腹胀满，吐后反快，嗳气厌食，舌苔厚腻，脉滑实，辨证为食滞内停；每因情志不畅而呕吐或吐甚，嗳气吞酸，胸胁胀痛，舌苔薄白，脉弦，辨证为肝气犯胃；呕吐清水痰涎，脘闷纳呆，头眩心悸，舌苔白腻，脉滑，辨证为痰饮内阻；饮食稍有不慎即发呕吐，呕而无力，时作时止，面色无华，少气懒言，纳呆便溏，舌淡苔薄，脉弱，辨证为脾胃虚弱。

方法一　针刺

　　主穴：中脘、足三里、内关。

　　配穴：外邪犯胃加外关、大椎；食滞内停加下脘、梁门；肝气犯胃加太冲、期门；痰饮内阻加丰隆、公孙；脾胃虚弱加脾俞、胃俞。

　　每日治疗1次，每次留针30分钟。

方法二　耳针

　　胃、贲门、食管、交感、神门、肝、脾。毫针刺或压豆法。

方法三　刮痧

脊柱两侧、上腹部、膝眼下、脾俞、胃俞、肝俞、内关、足三里。先在脊柱两侧轻刮3行，再刮脾俞、胃俞和上腹部，至出现痧痕为止，然后刮膝眼下、内关和足三里，每日1次，至愈为度。

方法四　皮肤针

胸3至胸12两侧、胃俞、脾俞、中脘、内关、足三里。用皮肤针轻叩胸3至胸12两侧3分钟，再轻叩胃俞、脾俞、中脘、内关、足三里穴3分钟。每日或隔日1次。

方法五　穴位贴敷

神阙、中脘、内关、足三里。用生姜片贴敷。

方法六　穴位注射

中脘、内关、足三里、胃俞。选用胃复安注射液、阿托品注射液或维生素B_1、B_6注射液，每次选2~3穴，每穴注射0.5~2毫升。

第3天
呃 逆

呃逆，俗称"打嗝"，是以气逆上冲，喉间呃呃连声，声短而频，难以自制为主要表现的病证。古称"哕"、"哕逆"。呃逆多与饮食不当、情志不畅、正气亏虚等因素有关。本病病位在膈，关键病变脏腑在胃，与肝、脾、肺、肾等脏腑有关。基本病机是胃气上逆动膈。凡上、中、下三焦诸脏腑气机上逆或冲气上逆均可动膈而致呃逆。西医学中，呃逆多见于单纯性膈肌痉挛、胃肠神经官能症、胃炎、胃扩张、胃癌、肝硬化晚期、脑血管病、尿毒症，以及胃、食道手术后等疾病中。

呃声洪亮有力，冲逆而出，口臭烦渴，多喜冷饮，脘腹满闷，大便秘结，小便短赤，舌苔黄燥，脉滑数，辨证为胃火上逆；呃逆连声，常因情志不畅而诱发或加重，胸胁满闷，脘腹胀满，苔薄白，脉弦，辨证气机郁滞；呃声低长无力，气不得续，泛吐清水，脘腹不舒，喜温喜按，面色㿠白，手足不温，食少乏力，舌质淡，苔薄白，脉细弱，辨证为脾胃虚弱；呃声短促而不得续，口干咽燥，饥不欲食，舌红少苔，脉细数，辨证为胃阴不足。

方法一 针刺

主穴：中脘、足三里、内关、膻中、膈俞。

配穴：胃火上逆加内庭；气机郁滞配期门；脾胃虚弱或胃阴不足加脾俞、胃俞。

每日治疗1次，每次留针30分钟。

方法二 耳针

耳中、胃、神门、相应病变脏腑。毫针刺或压豆法。

方法三 指压法

攒竹、翳风、天宗。用拇指按压1～3分钟。

方法四 刮痧

脊柱两侧、颈前区、颈侧区、剑突、胸7至胸12及其两侧与异常反应点和膝眼下。先在脊椎两侧（从大椎至腰骶椎），轻刮3行，至出现泛红为止，再将胸7至胸12及其两侧刮5行，至出现痧痕为度，然后刮颈前区、颈侧区、剑突及膝眼下。每日1次或2次，至愈为度。

方法五 皮肤针

胸5至胸10两侧、膈俞、胃俞、内关、足三里、膻中。先轻叩胸5至胸10两侧3分钟。再轻叩膈俞、胃俞、内关、足三里、膻中穴3分钟，至微微渗血为度。每日或隔日1次。

方法六 穴位贴敷

吴茱萸、苍耳子各20克，肉桂5克。上药共研细末，每次取10克，用米醋调成膏状，敷于双涌泉穴。每日换药1次，连用3天。

方法七 穴位注射

用胃复安或654-2注射液，足三里穴位注射。或阿托品注射内关、膈俞。每日1次。

第4天

泄　泻

　　泄泻是以大便次数增多，便质稀薄或完谷不化，甚至如水样为特征的病证。也称"腹泻"。泄泻常与感受外邪、饮食不节、情志失调、脾胃虚弱、年老体弱等因素有关。本病病位在肠，与脾、胃、肝、肾有密切关系，脾失健运是关键。基本病机是脾虚湿盛，肠道分泌清浊、传导功能失常。西医学中，泄泻可见于急慢性肠炎、胃肠功能紊乱、肠易激综合征、慢性非特异性溃疡性结肠炎、肠结核等疾病中。

　　大便清稀或如水样，腹痛肠鸣，脘闷食少，或见有恶寒，发热等，舌苔白滑，脉濡缓，辨证为寒湿内盛；暴饮暴食后腹满胀痛、拒按，泻后痛减，大便臭如败卵，纳呆，嗳腐吞酸，舌苔厚腻，脉滑，辨证为食滞肠胃；素有胸胁胀闷，嗳气食少，泄泻、腹痛、肠鸣每因情志不畅时发作或加重，攻窜作痛，矢气频作，舌淡白，脉弦，辨证为肝气乘脾；大便溏薄，或完谷不化，迁延反复，稍进油腻食物则便次增多，腹部隐痛喜按，神疲乏力，面色萎黄，舌淡苔薄白，脉细，辨证为脾胃虚弱；晨起泄泻，泻下完谷，泻后则安，脐腹冷痛，喜暖喜按，形寒肢冷，面色㿠白，舌胖而淡苔白，脉沉细，辨证为肾阳虚衰。

方法一　针刺

　　主穴：大肠俞、天枢、上巨虚、三阴交、神阙。

　　配穴：寒湿内盛加阴陵泉、脾俞；食滞胃肠加下脘、梁门；肝气乘脾加太冲、期门；脾胃虚弱加脾俞、足三里；肾阳虚衰加肾俞、命门。

　　每日治疗1次，每次留针30分钟。

方法二　耳针

　　大肠、小肠、腹、胃、脾、神门。毫针刺或压豆法。

方法三　刮痧

脊柱两侧、骶椎两侧、尾骶端、膝眼下。先在脊柱两侧（从大椎至长强），轻刮3行，后在骶尾椎两侧重刮5行，至出现痧痕为止，再刮膝眼下，每日1次。

方法四　皮肤针

中脘、天枢、阴陵泉、足三里、胸5至胸12两侧、脾俞、胃俞。皮肤针轻叩。每日1次或隔日1次，10次为1个疗程。

方法五　穴位贴敷

五倍子适量，研末，食醋调成膏状敷神阙穴，2～3天更换。

方法六　穴位注射

取天枢、上巨虚。用黄连注射液或维生素B_1注射液、维生素B_{12}注射液，每穴注射0.5～2毫升。

第**5**天

腹　痛

　　腹痛是指胃脘以下、耻骨毛际以上部位发生的疼痛。腹痛的发生常与感受外邪、饮食不节、情志不畅、劳倦体虚等因素有关。本病病位在腹，与肝、胆、脾、肾、膀胱、大小肠有关。基本病机是腹部脏腑经脉气机不通，或脏腑经脉失养。若脏腑气机阻滞不通或行于腹部的足阳明、足少阳、足三阴经、冲任带脉功能失调均能导致腹痛。西医学中，多见于急慢性肠炎、胃肠痉挛、肠易激综合征等疾病。

　　腹痛急暴，得温痛减，遇冷加重，大便稀或溏薄，四肢欠温，口不渴，小便清长，舌淡，苔白，脉沉紧，辨证为寒邪内阻；暴饮暴食后脘腹胀痛，拒按，嗳腐吞酸，恶食，得吐泻后痛减，苔厚腻，脉滑，辨证为饮食积滞；腹痛胀闷，攻窜不定，痛引少腹，得暖气或矢气则胀痛减轻，遇恼怒加剧，喜太息，苔薄白，脉弦，辨证为肝郁气滞；腹痛隐隐，时作时止，喜热恶冷，痛时喜按，饥饿、劳累后加剧，大便溏薄，神疲怕冷，舌质淡，苔薄白，脉沉细，辨证为中虚脏寒；痛势较剧，疼痛固定不移，刺痛明显，舌质紫暗，脉弦或涩，辨证为瘀血内停。

方法一　针刺

　　主穴：中脘、天枢、关元、足三里。

　　配穴：寒邪内阻加神阙；饮食积滞加下脘、梁门；肝郁气滞加期门、太冲；中虚脏寒加脾俞、神阙；瘀血内停加阿是穴、膈俞。脐周疼痛加上巨虚；脐下疼痛加下巨虚；少腹疼痛加曲泉。

　　每日治疗1次，每次留针30分钟。

方法二　耳针

　　胃、小肠、大肠、肝、脾、神门、交感、皮质下。毫针刺或压籽法。

方法三　刮痧

　　大椎、大杼、膏肓俞、神堂、中脘、天枢、足三里、任脉气海至关元。

以重手法刮拭大椎、大杼、膏肓俞、神堂、中脘、天枢，以腹部出现痧点为好。再用轻手法刮拭气海至关元经穴线、足三里3分钟。每日1次。

方法四　皮肤针

胸椎3至胸椎12两侧、上腹部、天枢、中脘、足三里委中。用皮肤针在所选腧穴部位以轻度或中等强度叩3～5分钟，到皮肤潮红，有细小出血点更佳。

方法五　穴位贴敷

白萝卜2个、小茴香60克。将萝卜切丝煮熟，将小茴香研末，二味拌匀，布包好趁热敷腹部，可重复加热再用。适用于寒积、气滞、血瘀、食积、虚寒各种腹痛。

方法六　穴位注射

天枢、足三里。用异丙嗪和阿托品各50毫克，每穴注入0.5～1毫升。

第6天

痢　疾

　　痢疾是以腹痛、里急后重、下痢赤白脓血为主要特征的病证。多发于夏秋季节。痢疾的发生与外感时邪疫毒、饮食不节等因素有关。本病病位在肠，与脾、胃关系密切。基本病机是气血壅滞，肠道传化失职。西医学中，见于急性细菌性痢疾、阿米巴痢疾、中毒性菌痢等。

　　腹痛拘急，下痢赤白黏冻，白多赤少，或纯为白冻，头身困重，苔白腻，脉濡缓，辨证为寒湿痢；下痢赤白脓血，赤多白少，肛门灼热，小便短赤，苔黄腻，脉滑数，辨证为湿热痢；发病急骤，腹痛剧烈，痢下脓血，壮热口渴，头痛烦躁，甚则神昏、痉厥，舌红绛，苔黄燥，脉滑数，辨证为疫毒痢；下痢赤白脓血，恶心呕吐，不能进食，苔腻，脉滑，辨证为噤口痢；下痢时发时止，日久不愈，常因饮食不慎、受凉、劳累而发，发则便中带有赤白黏冻，或伴有脱肛，舌淡苔腻，脉细，辨证为休息痢。

方法一　针刺

　　主穴：天枢、上巨虚、合谷、三阴交。

　　配穴：寒湿痢加关元、阴陵泉；湿热痢加曲池、内庭；疫毒痢加大椎、十宣；噤口痢加内关、中脘；休息痢加脾俞、足三里。

　　每曰治疗1次，每次留针30分钟。

方法二　耳针

　　大肠、直肠下段、小肠、腹、脾、肾。毫针刺或压豆法。

方法三　刮痧

　　百会、脾俞、胃俞、大肠俞、合谷、天枢、上巨虚、足三里。重刮合谷、天枢、上巨虚3～5分钟，以局部青紫或出现痧点为好，轻刮脾俞、胃俞、大肠俞、足三里经穴3分钟，至出现痧痕为度。隔日1次。

方法四　皮肤针

脾俞、胃俞、大肠俞、合谷、中脘、天枢、足三里、上巨虚、三阴交。用皮肤针在所选腧穴部位以中等强度叩3～5分钟，到皮肤潮红，有细小出血点更佳。

方法五　穴位贴敷

吴茱萸3克、附子6克。上药共研细末，以醋调成膏状，敷贴于涌泉，外以纱布包扎固定，每日换药1次。适用于噤口痢。

吴茱萸、木香各15克，黄连9克。上药共为细末，取药末10克，以开水调匀成糊状，外敷脐部，以纱布盖上，胶布固定，每日换药1次，至愈为止。适用于赤白痢。

大黄30克、黄连、木香各10克。上药共研细末，以醋调成膏状，取药膏5～10克敷于脐中，以纱布盖上，胶布固定，每日换药1次。适用于湿热痢。

方法六　穴位注射

天枢、上巨虚。用黄连素注射液，或用不5%葡萄糖注射液、维生素B_1，每穴注入0.5～2毫升。

第7天
便　秘

便秘是指大便秘结不通，排便时间延长，或欲大便而艰涩不畅的病证。便秘多与饮食不节、情志失调、劳倦体虚、外邪侵袭等因素有关。本病病位在肠，与脾、胃、肺、肝、肾等脏腑的功能失调有关。基本病机是大肠传导不利。无论是肠腑疾患或是其他脏腑的病变影响到肠腑，使肠腑壅塞不通或肠失滋润及糟粕内停，均可导致便秘。西医学中，便秘可见于多种急慢性疾病中，如功能性便秘、肠易激综合征、药物性便秘、内分泌及代谢性疾病所致的便秘等。

大便干结，腹胀，口干口臭，尿赤，舌红，苔黄燥，脉滑数，辨证为热秘；欲便不得，腹中胀痛，嗳气频作，胸胁胀满，舌苔薄腻，脉弦，辨证为气秘；大便艰涩，排出困难，腹中冷痛，面色㿠白，四肢不温，小便清长，舌淡苔白，脉沉迟，辨证为冷秘；虽有便意，但排出不畅，便质不干硬，神疲气怯，面色无华，头晕心悸，舌淡嫩苔薄，脉细弱，辨证为虚秘。

方法一　针刺

主穴：天枢、大肠俞、上巨虚、支沟、照海。

配穴：热秘加合谷、腹结；气秘加中脘、太冲；冷秘加关元、神阙；虚秘加关元、脾俞。

每日治疗1次，每次留针30分钟。

方法二　耳针

大肠、直肠、交感、皮质下。毫针刺或压豆法。

方法三　刮痧

脊柱两侧、下腹部脐眼直下之中线和天枢直下之两侧线、下肢外侧区、膝弯区。先在脊柱两侧轻刮3行，并重点刮腰骶椎及其两侧5行，刮至出现痧痕为止，然后刮下腹部3线，下肢外侧及膝弯区。

每日1次。10次为1个疗程。

方法四　皮肤针

胸5至胸12两侧、腰骶部、天枢、支沟、上巨虚、足三里。用轻度或中度强度叩刺胸5至胸12两侧、腰骶部3分钟。再轻叩天枢、支沟、上巨虚、足三里穴3～5分钟。每日或隔日1次。

方法五　穴位贴敷

芒硝、栀子、桃仁、杏仁各15克，冰片1克。上药共研细末，取药末5克，用蛋清适量调成稀糊状，外敷于肚脐。每日换药1次。

方法六　穴位注射

大肠俞、上巨虚。用维生素B_1、维生素B_{12}注射液，每穴注射0.5～2毫升。

第**9**周

妇儿科病证

第**1**天

月经不调

　　月经不调是以月经的周期及经量、经色、经质的异常为主症的月经病。临床上有月经先期，月经后期，月经先后无定期等情况，古代文献分别称为"经早"，"经迟"，"经乱"。月经不调的发生多与房劳多产、饮食伤脾、感受寒邪、情志不畅等因素有关。本病病位在胞宫，与冲、任二脉及肾、肝、脾关系密切。基本病机是冲任失调。西医学中，可见于排卵型功能失调性子宫出血、生殖器炎症或肿瘤等疾病中。

　　月经先期而至，甚至经行一月两次。若月经量多，色深红，质粘稠，舌红，苔黄，脉数，辨证为实热；月经量少或多，色红质稠，舌红，苔少，脉细数，辨证为虚热；月经量多，色淡质稀，神疲肢倦，舌淡，脉细，辨证为气虚。

　　月经期推迟，甚或四五十日一至。月经量少，色暗有块，小腹冷痛，苔白，脉沉，辨证为血寒；月经量少色淡，头晕心悸，面白，舌淡，脉细，辨证为血虚；月经量少，色淡质稀，头痛，头晕耳鸣，腰膝酸软，舌淡，苔白，脉沉细，辨证为肾虚；月经量少，色暗有块，胸胁小腹胀痛，舌红，脉弦，辨证为气滞。

　　经期或前或后，量或多或少，色紫红，有血块，经行不畅，或胸胁、乳房及少腹胀痛，喜太息，舌苔薄白或薄黄，脉弦，辨证为肝郁；经期或前或后，量少，色淡质稀，头晕耳鸣，腰膝酸软，舌质淡，苔薄，脉沉细，辨证为肾虚。

方法一　针刺

　　主穴：关元、血海、三阴交。

　　配穴：气虚加脾俞、足三里；血热加行间、地机；血寒加关元、命门；肾虚加肾俞、太溪；肝郁加肝俞、太冲。

　　每日治疗1次，每次留针30分钟。

方法二　耳针

内生殖器、皮质下、内分泌、肝、脾、肾。毫针刺或压豆法。

方法三　刮痧

脊柱两侧、腰骶椎及其两侧、下腹部、腹股沟区、膝弯区。先在脊柱两侧（从大椎至长强穴）轻刮3行，至出现潮红为止，并重点在腰骶椎及其两侧刮拭5行，至出现痧痕为止，再刮下腹部、腹股沟区及膝弯区。每日1次，一般于经前5天开始治疗，经来停止治疗，连续治疗3个月经周期。

方法四　皮肤针

下腹部、腰骶部。用皮肤针沿足三阴经及冲、任、督、带等经脉在脐以下腹部和第2腰椎以下腰骶部的循行线叩刺，以中等强度，隔日1次。

方法五　穴位贴敷

大黄128克，玄参、生地黄、当归、赤芍、白芷、肉桂各64克。上药用小麻麻油1000毫升熬焦，去渣，入黄丹448克收膏。取适量贴关元穴。

方法六　穴位注射

脾俞、肾俞、肝俞、关元、三阴交、血海、足三里。用5%当归注射液或10%丹参注射液，选2~3穴，每穴注射0.5~2毫升，每日或隔日1次，10次为1个疗程。

痛 经

痛经是指妇女正值经期或经行前后出现周期性小腹疼痛，甚至剧痛晕厥的疾病。痛经的发生常与饮食生冷、情志不畅、起居不慎等因素有关。本病病位在胞宫，与冲、任二脉及肝、肾关系密切。基本病机不外虚实二端，实者为冲任瘀阻，气血运行不畅，胞宫经血流通受阻；虚者为冲任虚损，胞宫失去濡养。其中生殖器官无器质性病变者又称原发性痛经；由盆腔器质性疾病如子宫内膜异位症、子宫腺肌病、盆腔炎等所引起者称继发性痛经。原发性痛经以青少年女性多见，继发性痛经常见于育龄期妇女。

胀痛或刺痛为主，伴胸胁乳房胀痛，经行不畅，紫暗有块，舌有瘀斑瘀点，脉涩，辨证为气滞血瘀；冷痛为主，得热痛减，量少，色暗，舌苔白，脉紧，辨证为寒凝血瘀；腹痛下坠，经色淡，头晕，心悸，舌淡，脉细，辨证气血虚弱；绵绵作痛，腰酸，耳鸣，月经量少质稀，舌淡，脉沉细，辨证为肾气亏损。

方法一　针刺

主穴：中极、三阴交、地机、十七椎、次髎。

配穴：气滞血瘀加太冲、血海；寒凝血瘀加关元、归来；气血虚弱加气海、足三里；肾气亏虚加肾俞、太溪。

每日治疗1次，每次留针30分钟。

方法二　耳针

内生殖器、内分泌、皮质下、肝、肾、神门。毫针刺或压豆法。

方法三　刮痧

脊柱两侧、腰骶椎及其两侧、脐侧区、下腹部或脐孔至耻骨联合处、腹股沟区和膝弯区。先在脊柱两侧（从大椎穴至尾椎部）轻刮3行，至出现潮红为止，并重点刮腰骶椎及其两侧5行，至出现痧痕为止。再刮脐侧区、下腹部、腹股沟区及膝弯区。每日1次。经期的力度较重。连续治疗3个月经周期。

方法四　皮肤针

下腹部取任脉、肾经、胃经、脾经，腰骶部取督脉、华佗夹脊、膀胱经。皮肤针重叩，腹部从脐孔至耻骨联合，腰骶部从腰椎至骶椎，先上后下，先中央后两旁。每次叩刺10～15分钟，以痛止腹部舒适为度。

方法五　穴位贴敷

吴茱萸、白芍、元胡各30克，艾叶、乳香、没药各15克，冰片6克。研细末，每次用5～10克，白酒调成膏状贴敷神阙穴。

方法六　穴位注射

三阴交、十七椎下。用当归注射液、安痛定注射液各4毫升，三阴交注射3毫升，十七椎下2毫升。一般在月经来潮前2～3天开始，治疗2～4次，连续治疗2个周期。

第**3**天
绝经前后诸症

妇女在绝经期前后，围绕月经紊乱或绝经出现烘热汗出、烦躁易怒、潮热面红、眩晕耳鸣，心悸失眠、腰背酸楚、目浮肢肿、皮肤蚁行样感、情志不宁等症状，称为绝经前后诸证。本病发生与先天禀赋、情志所伤、劳逸失度、经孕产乳所伤等因素有关。本病病位主要在肾，与肝、脾、心关系密切。基本病机是肾精不足，冲任亏虚。西医学"更年期综合征"属本病范畴。

若出现头晕耳鸣，形寒肢冷，腰酸尿频，舌淡，苔薄，脉沉细，辨证为肾阳虚；头晕耳鸣，烘热汗出，五心烦热，口燥咽干，舌红，少苔，脉细数，辨证为肾阴虚；头晕心烦，潮热汗出，腰酸神疲，肢冷尿长，便溏，舌胖大，苔白，脉沉细，辨证为阴阳俱虚。

方法一　针刺

主穴：关元、三阴交、肾俞、太溪。
配穴：肾阳虚配命门；肾阴虚加照海；阴阳俱虚加命门、照海。
每日治疗1次，每次留针30分钟。

方法二　耳针

内分泌、皮质下、内生殖器、交感、肾、神门。毫针刺或压豆法。

方法三　刮痧

脊柱两侧、腰骶椎及其两侧、患者主诉症状的某些部位、下腹部及膝弯区。先在脊柱两侧（从大椎至尾椎）轻刮3行，至出现潮红为止，并重点在腰骶椎及其两侧重刮5行，及患者主诉症状的某些部位，至出现痧痕为止，再刮下腹部及膝弯区。每日1次，10次为1个疗程。

方法四　皮肤针

脊柱两侧、腰骶部、脐周、下腹部、小腿内侧。先叩刺脊柱两侧各旁开1厘米、2厘米、3厘米三条线，重点叩刺腰骶部，然后叩刺脐周、下腹部及小腿内侧的三阴经。力量以中等为佳，每处叩刺3~5分钟，每日1次。

方法五 穴位贴敷

丹参、远志各12克，百合6克，炒酸枣仁、柏子仁各9克。上药共研细末，用米醋适量调为膏状，外敷于涌泉和三阴交，外加包扎固定。每日换药1次。

方法六 穴位注射

肾俞、肝俞、关元、太溪、气海。选用维生素B_1、B_{12}注射液，每次选用2~3穴，每穴注射1~2毫升。

缺　乳

　　缺乳是指产妇在哺乳期内，乳汁甚少或无乳可下的疾病。又称"产后乳少"、"乳汁不足"、"乳汁不行"等。缺乳的发生常与素体气血亏虚或肥胖、产后情绪不畅、分娩失血过多、产后营养缺乏等因素有关。本病病位在乳房，胃经过乳房，肝经至乳下，脾经行乳外，故本病与胃、肝、脾关系密切。基本病机是乳汁化生不足或乳络不畅。西医学中，可因哺乳方法、营养、睡眠、情绪及健康状况等因素影响乳汁分泌。

　　若出现乳房柔软无胀感，头晕心悸，神疲纳少，舌淡，脉细弱，辨证为气血不足；若乳房胀满而痛，情志抑郁，善太息，舌淡，脉弦，辨证为肝气郁结；若见形体肥胖，胸闷呕恶，纳呆腹胀，舌体胖、质淡，苔厚腻，脉濡滑，辨证为痰浊阻滞。

方法一　针刺

　　主穴：乳根、膻中、少泽、足三里。

　　配穴：气血不足加脾俞、血海；肝气郁结加太冲、内关；痰浊阻滞加丰隆、中脘。

　　每日治疗1次，每次留针30分钟。

方法二　耳针

　　胸、内分泌、交感、胃、肝、脾。毫针刺或压豆法。

方法三　刮痧

　　脊柱两侧、胸9、胸10或胸11、胸12及其两侧、乳房周围区、胸骨柄区、肋间区、中脘、足三里。先在脊柱两侧（从大椎至命门）轻刮3行，至出现潮红为止，并重点刮胸9、胸10或胸11、胸12及其两侧5行，至出现痧痕为止。再刮乳房周围区、胸骨柄区、肋间区，然后点揉中脘、足三里。每日1次，至愈为度。

方法四 皮肤针

乳房周围、肺俞至三焦俞。乳房周围做放射状叩刺，乳晕部作环形叩刺；背部从上而下每隔2厘米叩打一处，并可沿肋间向左右两侧斜行叩刺。每次叩10分钟。每日1次。

方法五 穴位注射

乳根、膻中、脾俞、胃俞、足三里。维生素质B_1注射液，气血不足选用生脉注射液，肝郁气滞选用香丹注射液。每次选取2～3穴，每穴注射1～2毫升。

第5天
小儿遗尿

遗尿是指3周岁（特别是5周岁）以上的小儿睡中小便自遗，醒后方觉的病证。遗尿的发生多与禀赋不足、久病体虚、习惯不良等因素有关。本病病位在膀胱，与任脉及肾、肺、脾、肝关系密切。基本病机是膀胱和肾的气化功能失调、膀胱约束无权。遗尿症属于西医学排尿障碍范畴，易造成孩子睡眠不足，学习成绩下降，性格孤僻，心理自卑，精神抑郁等，严重影响患儿身心健康。

小便清长频数，面色苍白，畏寒肢冷，腰膝酸软，舌淡，脉沉细，辨证为肾气不足；劳累后遗尿加重，面色无华，乏力懒言，纳呆稀溏，舌淡，苔白，脉细弱，辨证为肺脾气虚；昼日多动少静，夜间寐不安宁，五心烦热，形体较瘦，舌红少津，脉细数，辨证为心肾失交；尿黄量少，气味臊臭，性情急躁，面赤唇红，舌红，苔黄，脉弦滑，辨证为肝经郁热。

方法一　针刺

主穴：关元、中极、膀胱俞、三阴交、通里。

配穴：肾气不足加肾俞、太溪；肺脾气虚加列缺、足三里；肝经郁热加太冲、蠡沟；心肾不交加大钟、内关。

每日治疗1次，每次留针30分钟。

方法二　耳针

膀胱、肾、皮质下、尿道、神门。毫针刺或压豆法。

方法三　刮痧

脊柱两侧、腰骶椎及其两侧、上下腹部、脐侧区、膝眼下。先在脊柱两侧（从大椎至长强）轻刮3行至出现潮红为止，并于腰骶椎及其两侧轻刮5行，至出现痧痕为止，再刮上下腹部、脐侧区及膝眼下。每日或隔日1次，5次为1个疗程。

方法四　皮肤针

肺俞、心俞、肾俞、膀胱俞、气海、关元、中极、八髎。皮肤针轻叩，至皮肤微微潮红。隔日1次，10次为1个疗程。

方法五　穴位贴敷

用煅龙牡、覆盆子、肉桂各30克，生麻黄10克，冰片6克。共研细末，每用5～10克，用醋调成膏状贴于神阙，夜敷昼揭。

方法六　穴位注射

肾俞、膀胱俞、关元、足三里、阴陵泉、三阴交。维生素B_{12}注射液，肾虚用参芪注射液，湿热蕴结选用清开灵注射液，每次选取3～4穴，每穴注射1～3毫升。

积 食

　　积食是指小儿内伤乳食，停聚中焦，积而不化，气滞不行所引起的一种胃肠疾病。临床以不思乳食，食而不化，嗳气酸腐，大便不调为特征。本病的病因主要是乳食内积，损伤脾胃。病机为乳食不化，停积胃肠，脾运失常，气滞不行。相当于西医学的消化功能紊乱症。

　　食积可分为伤乳和伤食。脘腹胀痛拒按，或伴低热，哭闹不安，多属实证；病程较长，脘腹胀满喜按，神疲形瘦，多属虚中夹实证。

　　乳食不思，食欲不振或拒食，脘腹胀满，疼痛拒按，或有嗳腐恶心，呕吐酸馊乳食，烦躁哭闹，夜卧不安，低热，肚腹热甚，大便秽臭，舌红苔腻，辨证为乳食内积；神倦乏力，面色萎黄，形体消瘦，夜寐不安，不思乳食，食则饱胀，腹满喜按，呕吐酸馊乳食，大便溏薄、夹有乳凝块或食物残渣，舌淡红，苔白腻，脉沉细而滑，辨证为脾虚夹积。

方法一　针刺

　　足三里、中脘、内关、天枢、里内庭、四缝穴。
　　每日治疗1次，每次留针30分钟。

方法二　耳针

　　胃、脾、三焦、大肠、交感。毫针刺或压豆法。

方法三　刮痧

　　脊柱两侧、胸5至胸12及其两侧、下腹部、脐侧区、中脘、足三里、四缝。先在脊柱两侧（从大椎至长强穴）轻刮3行，至出现潮红为止，并于胸5至胸12及其两侧轻刮5行，至出现痧痕为止，再刮脐侧区、下腹部，再刮中脘、足三里、四缝穴。每日或隔日1次，至愈为度。

方法四　三棱针

四缝穴。用三棱针点刺。

方法五　皮肤针

脾俞、胃俞、三焦俞、足三里、四缝、华佗夹脊穴（胸7至胸12）。用皮肤针沿华佗夹脊穴自上而下轻度叩刺3遍，再中度叩刺其他穴位，以皮肤潮红即可。隔日1次，10次为1个疗程。

方法六　穴位贴敷

用大黄、芒硝、栀子、杏仁、桃仁各6克，共研细末，加面粉适量，用鸡蛋清、葱白汁、醋、白酒，调成膏状贴敷神阙穴。

方法七　穴位注射

中脘、足三里、气海、三阴交。维生素B_1、B_{12}注射液。每次选用2～3穴，每穴注射1～2毫升。

第**7**天
小儿脑瘫

小儿脑瘫，是以小儿大脑发育不全、智力低下、四肢运动障碍为主要症状的一种疾病。本病可归属于中医学 "五软"、"五迟"范畴。本病多与先天禀赋不足、分娩时难产或产伤、脐带绕颈、后天失养等因素有关。本病病位在脑，与五脏密切相关。基本病机是脑髓失充，五脏不足。

筋骨瘦弱，发育迟缓，站立、行走或长齿等明显迟于正常同龄小儿，智力迟钝，舌质淡，苔薄白，脉细，辨证为肝肾不足；语言发育迟缓，神情呆滞，智力低下，四肢痿软，流涎不禁，食少便溏，舌淡，苔白，脉细弱，辨证心脾两虚。

方法一 针刺

主穴：百会、风府、四神聪、悬钟、足三里。

配穴：肝肾不足配肝俞、肾俞；心脾两虚配心俞、脾俞；语言障碍配哑门、通里；上肢瘫痪配肩髃、曲池；下肢瘫痪配环跳、阳陵泉。

每日治疗1次，每次留针30分钟。

方法二 耳针

枕、皮质下、心、肾、肝、脾、交感、神门。每次选用2～4穴，毫针刺法，或压籽法。

方法三 刮痧

督脉及两侧、百会、中脘、足三里、悬钟。先刮督脉及两侧，刮至出现痧痕为止，再点揉百会、中脘、足三里、悬钟。每日或隔日1次。

方法四 穴位注射

脾俞、心俞、中脘、大椎、悬钟、三阴交、太溪、颈1至颈7夹脊、腰1至腰5夹脊。选用维生素B_1、或维生素B_{12}注射液、或甲钴胺注射液、参芪注射液、丹参注射液、脑复康注射液等，每次选2～4穴，每穴注射0.2～0.5毫升。

五官科病证

第1天
目赤肿痛

目赤肿痛是一种常见的眼科病证。目赤肿痛，羞明，流泪，眵多为主要症状。古代文献根据发病原因、症状急重和流行性，又称"风热眼"、"天行赤眼"、"红眼病"等。本病多与感受时邪疫毒或素体阳盛、脏腑积热等因素有关。本病病位在眼，与肝、胆两经关系密切。多因风热或疫毒之邪侵袭目窍，或肝胆火盛，循经上扰目窍而发病。基本病机是热毒蕴结目窍。西医学中，常见于急性结膜炎、假性结膜炎以及流行性角膜炎等。

起病较急，患眼灼热，流泪，羞明，眼睑肿胀，白睛红赤，痒痛皆作，眵多黄黏，伴头痛，鼻塞，舌苔薄白或微黄，脉浮数，辨证为风热外袭；病初眼有异物感，视物模糊不清，畏光羞明，涩痛，白睛混赤肿胀，伴口苦咽干，耳鸣，尿赤，便秘，舌苔黄，脉弦数，辨证为肝胆火盛。

方法一　针刺

主穴：太阳、攒竹、风池、合谷、太冲。
配穴：风热外袭加外关、少商；肝胆火盛加行间、侠溪。
每日治疗1次，每次留针30分钟。

方法二　耳针

眼、肝、胆、耳尖。毫针刺法，亦可在耳尖或耳后静脉点刺出血。

方法三　刮痧

脊柱两侧、胸1至胸7及其两侧、肘弯区、膝弯区、足窍阴、耳尖。先在脊柱两侧（从颈1至悬枢）轻刮3行，至出现潮红为止，并重点刮胸1至胸7及其两侧5行，至出现痧痕为止，再刮肘弯区及膝弯区。然后以三棱针点刺足窍阴、耳尖放血。每日1次。

方法四　三棱针

两肩胛之间丘疹样反应点、大椎及其旁开0.5寸处、太阳、印堂、上眼睑等，选点挑刺。

方法五　皮肤针

攒竹、太阳、风池、背部反应点、颈1至颈4两侧。眼区轻叩，背部反应点、颈1至颈4两侧重叩，以渗血为度。

方法六　穴位贴敷

生天南星、生地黄各等份。上药共研细末，取药末适量撒在普通膏药中间，再将膏药贴在双侧太阳穴上。每日换药1次。

方法七　穴位注射

合谷、曲池、攒竹、丝竹穴、瞳子髎。用注射用水或0.25%～0.5%盐酸普鲁卡因，每次选用2～3穴，每穴注射0.5毫升。

眼睑瞤动是因气血不和而致眼睑不自主牵拽跳动的病证。多为一侧发病，较少两侧同病。在情绪紧张、疲劳、久视、睡眠不足等情况下加剧，入睡时消失。少数病人日久不愈。眼睑瞤动的发生多与久病、过劳、情志不遂等因素有关。本病病位在胞睑筋肉，与肝、脾、胃、膀胱等经脉脏腑有关。基本病机是肝脾血虚，虚风内动。西医学中，多见于眼轮匝肌痉挛。

眼睑不自主频繁振跳，重者可牵动口角乃至面颊部肌肉发生抽动。每当劳累或情绪激动、紧张时加重，纳差乏力，面色无华或萎黄，舌淡，脉细弱，辨证为肝脾血虚；病程较长，伴有头晕目眩，心烦失眠，舌淡，苔薄，脉弦细，辨证为血虚生风。

方法一　针刺

主穴：四白、攒竹、丝竹穴、合谷、太冲、三阴交、足三里。

配穴：肝脾血虚加肝俞、脾俞；血虚生风加风池、血海。上眼睑跳动明显加睛明、申脉；下眼睑跳动明显加承泣、内庭。

每日治疗1次，每次留针30分钟。

方法二　耳针

眼、神门、肝、脾。毫针刺或压籽法。

方法三　刮痧

攒竹至丝竹空、阳白至鱼腰、合谷、太冲、三阴交、风池、肝俞。先轻刮攒竹至丝竹空、阳白至鱼腰3分钟，再重刮合谷、太冲、三阴交、风池、肝俞，刮至出现痧痕为止，每日1次。

方法四　皮肤针

大椎、肝俞、筋缩、合谷、太冲。用皮肤针在所选腧穴部位以轻度叩3～5分钟，到皮肤潮红，有细小出血点更佳。

方法五　穴位贴敷

大黄粉、生姜汁各适量。上药混合，调成软膏状，敷于腰部扭伤处。12～24小时未愈者可再敷。

方法六　穴位注射

翳风、阳白、下关、足三里。选用丹参注射液或维生素B_1、B_{12}注射液。每次每穴注射0.5～2毫升。

近 视

近视是以视近物清晰、视远物模糊为主要症状的一种眼病。古称"能近怯远症"。 本病常与先天禀赋不足和不良的用眼习惯有关。本病病位在眼，与心、肝、肾关系密切。多因先天禀赋不足，后天发育不良，劳心伤神，心阳耗损，使心、肝、肾气血亏虚，加上用眼不当而致。基本病机是目络瘀阻，目失所养。本病即西医学眼科的屈光不正疾病之一。

目视昏暗，双目干涩，头昏耳鸣，夜寐多梦，腰膝酸软，舌偏红，少苔，脉细，辨证为肝肾亏虚；目视疲劳，目喜垂闭，面色不华，失眠健忘，食欲不振，腹胀腹泻，四肢乏力，舌淡红，苔薄白，脉细弱，辨证为心脾两虚。

方法一 针刺

主穴：睛明、承泣、四白、太阳、风池、光明。
配穴：肝肾亏虚加肝俞、肾俞；心脾两虚加心俞、脾俞。
每日治疗1次，每次留针30分钟。

方法二 耳针

眼、肝、肾、心、神门。毫针刺或压豆法。

方法三 刮痧

脊柱两侧、前额区、颈1至颈4及其两侧、睛明、风池、承泣、攒竹、瞳子髎。先在脊柱两侧（从颈7至尾椎）轻刮3行，至出现潮红为止，并重点刮颈1至颈4及其两侧3行，至出现痧痕为止，再用棉线团擦刮前额区或用指针，以双手拇指腹同时从印堂推向太阳穴，反复推压多次，然后以指点揉睛明、风池、承泣、攒竹、瞳子髎，每穴3～5分钟。每日1次。

方法四　皮肤针

眼周穴、风池等。轻度或中度叩刺。

方法五　穴位贴敷

生地黄120克，天冬、菊花各60克，枳壳90克。上药共研细末，以白蜜调和成软膏，取药膏适量贴敷于双太阳穴上。晚上贴敷，次晨取下。每日1次。

方法六　穴位注射

肝俞、足三里。用维生素B_{12}注射液，两穴交替，每穴注入0.5毫升。10天为1个疗程。

耳聋耳鸣

耳鸣是指耳内鸣响，如蝉如潮，妨碍听觉；耳聋是指听力不同程度减退或失听。临床上耳鸣、耳聋既可单独出现，亦可同时并见。本病多与肝胆火旺、外感风邪和肾精亏耗等因素有关。本病病位在耳，肾开窍于耳，少阳经入耳中，故本病与肝胆、肾关系密切。实证多因肝胆郁火循经上扰；虚证多由肾精亏虚，耳窍失养。基本病机是邪扰耳窍或耳窍失养。西医学中，多见于耳科疾病、脑血管疾病、高血压病、动脉硬化、贫血、红细胞增多症、糖尿病、感染性疾病、药物中毒及外伤性疾病等。

开始多有感冒症状，继之卒然耳鸣、耳聋、耳闷胀，伴头痛恶风，发热口干，舌质红，苔薄白或薄黄，脉浮数，辨证为外感风邪；耳鸣、耳聋每于郁怒之后突发或加重，兼有耳胀、耳痛，伴头痛面赤，口苦咽干，心烦易怒，大便秘结，舌红，苔黄，脉弦数，辨证为肝胆火盛；久病耳聋或耳鸣时作时止，声细调低，按之鸣声减弱，劳累后加剧，伴头晕，腰酸，遗精，舌红，苔少，脉细，辨证为肾精亏虚。

方法一　针刺

实证：主穴：听会、翳风、中渚、侠溪。

配穴：肝胆火盛加行间、丘墟；外感风邪加外关、合谷。

虚证：太溪、肾俞、听宫、翳风 。

每日治疗1次，每次留针30分钟。

方法二　耳针

肾、肝、胆、三焦、内耳、外耳、皮质下。毫针刺或压豆法。

方法三　刮痧

脊柱两侧、耳区、颈2至颈5及其两侧、颈侧区、肘弯区。先在脊柱两侧（从大椎至尾椎）轻刮3行，并重点刮颈2至颈5及其两侧5

行，至出现痧痕为止，再刮颈侧区、耳区、肘弯区。每日1次，至愈为度。

方法四　皮肤针

后颈部、耳区、小腿内侧、风池、胆俞、三阴交、悬钟。先轻度或中度叩刺后颈部、耳区、小腿内侧三阴经3分钟。再轻叩风池、胆俞、三阴交、悬钟穴3~5分钟。每日或隔日1次。

方法五　穴位贴敷

甘遂根1块，生甘草5克。先将甘遂根削成圆椎形锭，锭后端比耳孔稍大些，以温开水将锭调透，用脱脂棉裹好，将锭塞入耳孔，等半小时后患者以甘草汁含口中，先叩齿数次，再将汁吐出，如此频频含吐，连续数次，耳可复聪。适用于暴聋。

方法六　穴位注射

翳风、完骨、肾俞、阳陵泉。选用丹参注射液或维生素B_{12}注射液，每穴0.5~1毫升。每日或隔日1次。

第*5*天

鼻 渊

鼻渊是以鼻流腥臭浊涕、鼻塞、嗅觉减退为特征的一种病证。鼻渊的发生常与外热侵袭、胆腑郁热、脾胃湿热等因素有关。本病病位在鼻,与肺、脾、胃、胆关系密切。基本病机是邪壅鼻窍。西医学中,见于急慢性鼻炎、慢性鼻窦炎和副鼻窦炎等。

多见于发病初期,鼻塞,涕多色白或微黄,发热恶寒,头痛,咳嗽,苔薄白,脉浮数,辨证为肺经风热;鼻涕浓浊,量多,色黄或黄绿,头痛鼻塞,口苦咽干,心烦易怒,舌红苔黄,脉弦数,辨证为胆腑郁热;多见于鼻渊后期,鼻塞是,流涕缠绵不愈,鼻腔内可见较多的脓性分泌物,头晕闷或重胀,脘痞,食少,苔黄腻,脉濡数,辨证为脾胃湿热。

方法一 针刺

主穴:迎香、印堂、鼻通、通天、列缺、合谷。

配穴:肺经风寒加尺泽、少商;胆腑郁热加阳陵泉、侠溪;脾胃湿热加曲池、阴陵泉。

每日治疗1次,每次留针30分钟。

方法二 耳针

内鼻、外鼻、肺、脾、胃、胆、肾上腺、额。毫针刺或压豆法。

方法三 刮痧

迎香、印堂、列缺、合谷、风池、大椎、肺俞、膏肓俞。先用中等强度刮拭迎香、印堂3分钟,再重刮列缺、合谷、风池、大椎、肺俞、膏肓俞,至出现痧痕为度。隔日1次。

方法四 皮肤针

后颈部、鼻部、胸3至胸10两侧、迎香、印堂、风池、太渊、肺俞。用皮肤针轻度或中等强度叩3~5分钟,到皮肤潮红。每日或隔日治疗1次。

方法五　穴位贴敷

白芥子30克、辛夷、元胡、甘遂、细辛、苍耳子各10克。上药研成细末，用生姜汁调糊状，贴敷大椎、肺俞、脾俞、胃俞、胆俞，外用纱布固定。4小时后揭下。每周1次，连续3次为1疗程。

方法六　穴位注射

合谷、迎香。用复合维生素B注射液，或当归注射液，或丹参注射液，每穴注入0.2～0.5毫升。隔日1次。

第6天

牙 痛

　　牙痛是口腔疾患中最常见的症状。本病多与外感风火邪毒、过食膏粱厚味、体弱过劳等因素有关。本病病位在齿，肾主骨，齿为骨之余，手、足阳明经分别入下齿、上齿，故本病与胃、肾关系密切。基本病机是风火、胃火或虚火上炎所致。西医学中，可见于龋齿、牙髓炎、牙周炎、牙槽或牙周脓肿、冠周炎及牙本质过敏等疾病中。

　　发作急骤，牙痛剧烈，牙龈红肿，遇风、遇热加重，兼发热，舌红，苔薄黄，脉浮数，辨证为风火牙痛；牙痛剧烈，牙龈红肿甚至出血，遇热加剧，伴口渴，口臭，便秘，尿赤，舌红，苔黄，脉洪数，辨证为胃火牙痛；牙齿隐隐作痛，时作时止，午后或夜晚加重，日久不愈可见齿龈萎缩，甚则牙齿浮动，常伴腰膝酸软，手足心热，头晕眼花，舌红，少苔或无苔，脉细数，辨证为虚火牙痛。

方法一　针刺
　　主穴：颊车、下关、合谷、内庭。
　　配穴：风火外袭加翳风；胃火炽盛加厉兑；虚火上炎加太溪；龋齿牙痛加偏历。
　　每日治疗1次，每次留针30分钟。

方法二　耳针
　　口、上颌或下颌、牙、神门、胃、肾。毫针刺或压豆法。

方法三　刮痧
　　一组厥阴俞、曲池、温溜；二组合谷、三间、下关、颊车。上牙痛配水沟、翳风、太渊、内庭，下牙痛配人迎、承浆。先刮第一组穴出现痧痕为止，再点揉第二组穴和配穴，每穴3～5分钟。每日1次，病愈即止。

方法四　穴位贴敷
　　将大蒜捣烂，于睡前贴敷双侧阳溪穴，至发泡后取下。用于龋齿疼痛。

方法五　穴位注射
　　颊车、下关、合谷、翳风。用安痛定注射液，每穴注入0.5～1毫升。

第7天
咽喉肿痛

咽喉肿痛是口咽和喉咽部病变的主要症状，以咽喉红肿疼痛、吞咽不适为临床主症的一种常见耳鼻喉科病证，又称"喉痹"、"乳蛾"等。

本病多与外感风热、饮食不节和体虚劳累等因素有关。本病病位在咽喉，咽通于胃，喉为肺系，肾经上循喉咙，结于廉泉，故本病与肺、胃、肾等脏腑关系密切。基本病机是火热或虚火上灼咽喉。西医学中，多见于急性咽炎、扁桃体炎、扁桃体周围脓肿、咽后脓肿、咽旁脓肿、急性喉炎等。

咽部红肿疼痛，伴有发热，汗出，头痛，咳嗽有痰，舌质红，苔薄白或微黄，脉浮数，辨证为外感风热；咽部红肿，灼热疼痛，咽喉有堵塞感，高热，口渴喜饮，大便秘结，小便黄赤，舌红，苔黄，脉数有力，辨证为肺胃热盛；咽干疼痛，午后或入夜尤甚，声音嘶哑，不欲饮水，手足心热，舌红，少苔，脉细数，辨证为阴虚火旺。

方法一　针刺

实证：主穴：少商、商阳、天容、关冲、内庭。

　　　　配穴：外感风热加风池、外关；肺胃实热加厉兑、鱼际。

虚证：太溪、照海、列缺、鱼际。

每日治疗1次，每次留针30分钟。

方法二　耳针

咽喉、气管、扁桃体、肺、大肠。毫针刺或压豆法。

方法三　刮痧

脊柱两侧、颈前区、颈后区、颈侧区、颈1至颈7与胸1至胸5及其两侧、肘弯区、肘至腕大肠经线、足踝部肾经线、膝弯区、足背区、少商、商阳。先在脊柱两侧轻刮3行，至出现潮红为止，并重点刮颈椎与胸1至胸5及其两侧5行，至出现痧痕为止，再刮颈前区、颈侧区、颈后区，然后刮肘弯区、肘至腕大肠经线、足踝部肾经线、膝弯区及足背区，三棱针点少商、商阳出血。每日1次，10次为1个疗程。

方法四　三棱针

少商、商阳、耳背静脉。点刺出血。适用于实证。

方法五　皮肤针

阿是穴、华佗夹脊。用皮肤针分别沿下颌骨下缘、颈前部肌腹、胸锁乳突肌叩刺2～3行，然后沿华佗夹脊穴和膀胱经由上而下叩刺2～3行，以局部潮红为度。加拔火罐。每日1次，5次为1个疗程。用于慢性咽炎。

方法六　穴位贴敷

吴茱萸12克。上药研细末，取适量用食醋调匀成糊状，贴敷于涌泉穴。每日换药1次。

方法七　穴位注射

列缺、合谷、风池、鱼际、照海、太溪。根据病证不同，外感风热选用板蓝根注射液、银黄注射液，肺胃实热用鱼腥草注射液、清开灵注射液，阴虚火旺选用生脉注射液，每次选2～4穴，每穴注射0.5～1毫升。